W0257840

VORTRÄGE UND AUFSÄTZE ÜBER

ENTWICKLUNGSMECHANIK DER ORGANISMEN

HERAUSGEGEBEN VON **WILHELM ROUX**

HEFT XXV

TERATOLOGIE UND TERATOGENESE

NACH VORLESUNGEN, GEHALTEN AN DER WIENER UNIVERSITÄT
IM WINTERSEMESTER 1911/12

VON

HANS PRZIBRAM

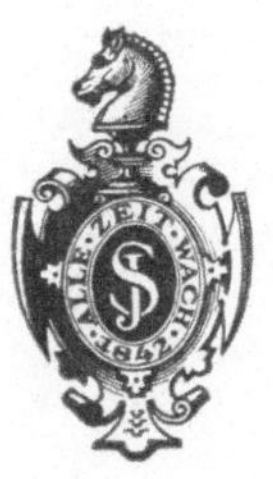

Springer-Verlag Berlin Heidelberg GmbH

1920

ISBN 978-3-662-34774-4   ISBN 978-3-662-35095-9 (eBook)
DOI 10.1007/978-3-662-35095-9

INHALT

Einleitung: Begrenzung des Gebietes.

Teratologie ist die Lehre von den Mißbildungen.

Wir wollen demnach zunächst die Begrenzung unseres Gebietes mit der Definition der Mißbildung beginnen. Allgemein wird das Wort »Bildung« in dieser Zusammensetzung bloß in der Bedeutung einer körperlichen Gestaltung, nicht aber auch einer geistigen Bildung gebraucht, so daß in das Gebiet der Teratologie vom Normalen abweichende psychische Erscheinungen nicht aufzunehmen sind. Das Präfix »Miß« hat in dem Worte Mißbildung dieselbe Bedeutung wie sonst überall in der deutschen Sprache, es bedeutet etwas vom Normalen, und zwar in häßlicher, unharmonischer Weise Abweichendes, wie dies z. B. auch in »mißgestaltet« zum Ausdrucke kommt. Doch pflegt der Sprachgebrauch nicht alles Mißgestaltete auch als Mißbildung zu bezeichnen.

Eine vom Zahnschmerz angeschwollene Wange oder die während eines Ausschlages hervorkommenden Pusteln werden zwar als eine Mißgestaltung des Menschen empfunden, nicht aber als Mißbildung angesprochen, obzwar die betreffenden Gebilde doch sicher von der normalen Bildung in unschöner Weise abweichen. Krankhafte Veränderungen vorübergehender Natur scheiden also aus der Teratologie aus und finden in der Pathologie ihren Platz.

Schwieriger erscheint es aber, dauernde Folgen von Erkrankungen zu beurteilen. Wollten wir unsere Gebietsbeschränkung erst von der Entstehungsweise eines zu beurteilenden Falles abhängig machen, so müßten wir ja stets erst die Entstehungsgeschichte kennen, was meistens, wenigstens bei Naturfunden, ausgeschlossen erscheint. Aus dem gleichen Grunde halte ich es für unzweckmäßig, jene Fälle abnormer Gestaltung von den Mißbildungen ausschließen zu wollen, welche während des postembryonalen Lebens entstehen, aber nicht als Erkrankung des Körpers aufzufassen sind. Eine Eidechse mit mehreren Schwänzen

wird doch jeder als einen geradezu typischen Fall einer Mißbildung
ansehen, und doch ist es längst bekannt, daß diese Mehrfachbildungen
auf überzählige Regeneration nach Verletzungen zurückzuführen sind.
Wenn nun mancher Autor, darunter noch E. Schwalbe in seinem
großangelegten, eben im Erscheinen begriffenen Handbuche der Mißbildungen des Menschen und der Tiere, die Teratologie auf angeborene
Mißgestaltung beschränkt, so ist er dann doch genötigt, den regenerativen Mißgestaltungen ein Kapitel zu widmen, das eigentlich außerhalb
des von ihm abgegrenzten Rahmens liegen bleiben müßte. Ich möchte
daher vorschlagen als Mißbildung jede von der Norm abweichende
Bildung zu verstehen, welche nicht in einer eben herrschenden Erkrankung des Organismus besteht.

(Im übrigen ist das erwähnte Handbuch zum eingehenden Studium
unseres Gebietes in bezug auf Mensch und Wirbeltiere sehr zu empfehlen.)

Während die Erkrankung eines Organismus durch klinische, bakterio-
logische, chemische und andere Diagnosen sich in jedem Falle feststellen
läßt, ist es fast unmöglich anzugeben, was wir im konkreten Falle als
zur Norm oder vielmehr als noch zur Norm gehörig zu betrachten und
daher aus der Mißbildungslehre auszuschließen haben. Bekanntlich ist
ja kein Exemplar einer Art der anderen derselben Art völlig gleich,
und es bleibt daher bei der Bestimmung des Normalen stets einer gewissen Willkür Spielraum gelassen. Man hat versucht, den Begriff der
Variationsbreite in die Definition der Mißbildung einzuführen, indem
man diese als außerhalb der Variationsbreite einer Art gelegene Ab-
änderung charakterisieren wollte. Es ist aber damit keine nähere Be-
griffsumgrenzung des »Abnormalen« gegeben, da ja, sobald eine bestimmte Variante auftritt und sei sie noch so sehr von der Mehrzahl
der Artgenossen abweichend gestaltet, dennoch die Variationsbreite
der Art auch auf dieses Exemplar ausgedehnt werden muß. Man kann
sich nur helfen, wenn man Grad und Häufigkeit der Abweichung von
der Mehrzahl der Artgenossen berücksichtigt und starke, seltene Ab-
weichungen nicht mehr als Varianten, sondern als Mutanten bezeichnet.
Doch sind wir dann im einzelnen wieder auf mehr willkürliche Feststellung der zur Mutation notwendigen Grade und Seltenheit angewiesen.
Außerdem hat das Wort »Mutation« in der Vererbungslehre eine ganz

bestimmte Bedeutung erlangt, in die nicht erbliche Mißbildungen schwer zu subsumieren wären. Man versteht nämlich unter Mutation eine in einem oder mehreren Merkmalen sprunghaft veränderte, erblich fortziehende Keimesvariation.

Die Feststellung solcher Mutationen würde also wieder historische Ermittelungen erfordern, die bei der einzelnen Mißbildung selten zu einem Resultate führen würden.

Hiermit kommen wir wiederum auf die Entstehungsweise der Mißbildungen zu sprechen. Wir können hierbei eine formale Genese von einer kausalen Genese unterscheiden. Die erstere begnügt sich mit der Feststellung der aufeinanderfolgenden Stadien, die zur Mißbildung führen; die letztere sucht nach den Ursachen, welche dem Entstehen der Mißbildungen zugrunde liegen. Die Lehre von den Ursachen der Mißbildungen wurde als Teratogenie (Dareste), ein besonderer Zweig der Teratologie, hervorgehoben.

Entsprechend dem Fortschritte der Wissenschaft haben sich die Anschauungen von den wirksamen Ursachen bedeutend verändert. Die abenteuerlichsten Bastardierungen, darunter nicht nur von Menschen mit Fischen, sondern auch mit Teufeln und anderen Geistern, wurden vor Anbruch der Aufklärungszeit allgemein als Veranlassung zu Mißbildungen angesehen. Selbst heutzutage wird eine andere, vielleicht noch weniger naturwissenschaftliche, Erklärung nicht nur vielfach von Laien, sondern sogar hier und da von Ärzten geglaubt: nämlich das Versehen der Schwangeren. Schon am Ende des achtzehnten Jahrhunderts hatten sich einzelne Gelehrte hierüber lustig gemacht und gefragt, ob etwa für die den menschlichen analogen Mißgestaltungen bei Maikäfern auch ein Verschauen zugrunde liege? Wir können hinzufügen, daß nicht nur Maikäfer, sondern auch Tiere ganz ohne Augen analoge Mißbildungen liefern; soll etwa hier ein anderer Sinn das Versehen ersetzen und wie sollte er Form und Farbe übermitteln?

Neben der Hypothese des Verschauens gab es stets schon andere Theorien, welche es versuchten, mit unseren sonstigen Erfahrungen besser harmonierende Ursachen ins Treffen zu führen. Namentlich spielten dabei mechanische Deformierungen der Eier und Embryonen eine große Rolle, auch die bereits erwähnte Regeneration nach Verstümmelungen wurde wiederholt herangezogen. Von vereinzelten Versuchen gerade in letzterer Hinsicht abgesehen, blieb jedoch die Teratogenie lange eine spekulative Wissenschaft, welche durch die Abstammungslehre neue Nahrung fand. Die Vergleichung mancher Mißbildungen mit den vermutlichen Vorfahren der betreffenden Art führt zu ihrer Erklärung als »Rückschläge«. Wir werden die Berechtigung einer solchen Anschauungsweise bei Besprechung konkreter Fälle prüfen. Eine exaktere Bearbeitung erfuhr die Teratogenie jedoch erst mit der Einführung des systematischen Experimentes, welches sich nicht mit der fortdauernden Beobachtung von Naturfunden begnügte, sondern durch Modifikation äußerer Faktoren Mißbildungen willkürlich hervorzurufen strebte.

Auf diesem Wege ist es gelungen, in den meisten Fällen die formale, in vielen auch die kausale Genese der in der Natur auftretenden Mißbildungen mit größter Wahrscheinlichkeit festzustellen. Ich würde sagen: »mit vollkommener Sicherheit«, wenn es erlaubt wäre von den Versuchen direkt auch auf das Zustandekommen der Naturfreunde zu schließen. Da wir aber zugeben müssen, daß doch auf mehrfachen Wegen das gleiche Ziel erreicht werden könnte, so wollen wir nur so viel aussagen, daß wir jedenfalls nicht mehr notwendig haben, die oben erwähnten, unseren sonstigen naturwissenschaftlichen Kenntnissen widersprechenden Entstehungsursachen anzuerkennen, weil wir andere, plausiblere Ursachen aufdecken können. Auch im Pflanzenreiche lassen sich dieselben oder ähnliche Ursachen von Mißbildungen wie im Tierreiche einschließlich des Menschen feststellen, indem auch die verschiedenen Kategorien den zoologischen analog sind. Wenn daher in folgendem bloß eine geordnete Übersicht der tierischen Mißbildungen und ihrer Ursachen gegeben wird, so ist diese Beschränkung lediglich durch die Abhaltung der Vorlesung als einer zoologischen bedingt. Man könnte aber auch die botanischen Mißbildungen in den gleichen Gruppen unterbringen.

Die Klassifikation der Mißbildungen könnte von verschiedenen Gesichtspunkten aus vorgenommen werden. Es wäre vielleicht naheliegend die Entstehungszeit einer Mißbildung zum Einteilungsgrund zu wählen, also etwa in angeerbte, embryonal angeborene und postembryonal erworbene einzuteilen. Allein der gleiche Zweifel an der Durchführbarkeit im konkreten Falle, welcher mich bestimmt, den Begriff der Mißbildung überhaupt von einem historischen Momente unabhängig zu machen, verbietet auch diese Einteilung. Vielmehr scheint es mir notwendig den Grundsatz durchzuführen, daß eine praktisch verwendbare Klassifikation ein gegebenes Objekt einzig und allein nach der an ihm jederzeit zu konstatierenden Merkmalen unter Vergleichung mit der von uns als Norm angesehenen Beschaffenheit einer größeren Anzahl anderer Exemplare derselben Spezies einzuordnen gestatten muß.

Ich will daher an die alte Haupteinteilung in drei Gruppen anknüpfen. Man hat die Monstra in solche eingeteilt, welche gegenüber der Norm ein »Zuwenig«, in solche, welche ein »Zuviel« und in solche, welche ein »Anderes« in sonstiger Beziehung aufweisen.

Die zur ersten Gruppe gehörigen wurden ursprünglich als Monstra per defectum, die der zweiten als Monstra per excessum, die der dritten als Monstra per fabricam alienam bezeichnet. Während wir Defekt- und Exzeßbildungen ohne weiteres für unsere Klassifikation verwenden können, da hierin ein genetisches Moment nicht aufgenommen erscheint, erfordert die Bezeichnung der dritten Gruppe eine weitere Erläuterung. Ursprünglich sollte nämlich mit »fabrica aliena« die Entstehung der betreffenden Monstra durch die Mitwirkung eines der Art fremden Tieres oder Dämons bezeichnet werden, was also die Genese in die Klassifikation hineinziehen würde. Zugleich sehen wir wieder, wie mißlich es ist, genetische Momente als Einteilungsgrund zu verwerten, da heutzutage niemand die Monstra der dritten Gruppe mehr auf solche heterogenste Bastardierungen zurückzuführen geneigt wäre. Wir wären daher genötigt, dem jeweiligen Stande der Teratogenese entsprechend, die Systematik der Teratologie abzuändern.

Es gelingt jedoch sehr gut, auch die dritte Hauptgruppe der Monstra beizubehalten, wenn wir (mit Förster) an Stelle des Ausdruckes »per fabricam alienam« die Bezeichnung »Monstra alienantia« einführen, welche nicht mehr eine Entstehungsweise angeben will, sondern bloß ausdrückt, daß sich die betreffenden Mißbildungen nicht bloß durch »zu wenig« oder »zu viel«, sondern eben durch etwas sonst »anderes«, der Norm Fremdartiges auszeichnen.

Um schleppende Ausdrücke zu vermeiden, werde ich die drei Hauptgruppen als I. Defekte, II. Exzesse, III. Aliene bezeichnen.

Jede dieser Hauptgruppen zerlege ich in je fünf einander entsprechende Untergruppen, wie im folgenden ausgeführt werden soll.

Bevor auf die Beschreibung der einzelnen Mißbildungen eingegangen wird, sei noch die Bemerkung gemacht, daß ein Tier als Mißbildung öfters nicht bloß in einer, sondern auch zugleich in einer anderen Gruppe seinen Platz finden kann. Es mag etwa ein Organ oder Körperteil fehlen, dafür aber ein anderer in Überzahl vorhanden sein. In letzterer Beziehung hätten wir einen Exzeß, in ersterer einen Defekt vor uns. Steht dabei der überzählige Teil etwa an Stelle des Fehlenden, so haben wir noch eine der Art fremde Bildung vor uns. Da im letzteren Falle das »Zuviel« und »Zuwenig« sich annähernd aufhebt, so empfiehlt es sich, solche Bildungen in die Gruppe der »Alienen« zu verweisen. In anderen Fällen, namentlich, wenn eine gegenseitige Beziehung zwischen dem Defekte und dem Exzesse nicht besteht, sondern die Vereinigung beider Mißbildungen auf einem Exemplare mehr zufälligen Charakter trägt, wird das Objekt als beiden Gruppen zugehörig zu betrachten sein. In der Mehrzahl der Fälle werden Exzesse (Hauptgruppe II) auffallender sein als Defekte (Hauptgruppe I), Aliene (Hauptgruppe III) wieder auffallender als beide anderen Mißgestaltungen, und es wird daher bei gleichzeitigem Vorhandensein der für zwei oder mehr Hauptgruppen ausreichenden Merkmale das ganze Objekt mehr als Angehöriger der Hauptgruppe mit der höheren Bezeichnungsnummer (also II bzw. III) imponieren und von uns erst bei dieser behandelt werden.

I. Kapitel: Defekte.

Mangelhafte Bildung kann in sehr verschiedener Weise zum Ausdruck gelangen; zur besseren Übersicht empfiehlt sich ein fünfteiliges Schema, in welches alle bisher beobachteten Fälle von Bildungsmangel untergebracht werden können:

    a) Fissuren,

    b) Atrophien (und Mutilationen),

    c) Absenz von Charakteren,

    d) Neotenie und Molen (Stillstand auf niederer Entwicklungsstufe),

    e) Nanismus.

Die Fissuren (Spaltbildungen) kommen durch den unvollkommenen Aneinanderschluß zweier Gewebspartien zustande; durch die entstandene Lücke können Organteile vortreten (Prolapse) und sich mit einer Grenzschicht umgeben, so daß sie als fast abgeschlossene Teile (Hernien) erscheinen. In die zweite Gruppe gehören Verstümmelungen und Ernährungsstörungen, charakterisiert durch das Fehlen oder die mangelhafte Ausbildung bestimmter lokalisierter Teile des Tierkörpers. Die dritte Gruppe wird durch jene Bildungen bestimmt, in welchen ein ganzes Organsystem eines Charakters verlustig wird. In die vierte Gruppe sind jene Formen zu rechnen, welche auf früher Embryonalstufe stehen geblieben sind; so zeigen die Molen der Wirbeltiere eine Persistenz früher Embryonalstadien in späteren Abschnitten der Schwangerschaft und nach der Geburt, und bei niederen Tieren können sich Charaktere der freilebenden Larve noch zu jener Zeit an dem Tiere finden, da bereits die Verwandlung hätte vor sich gehen wollen (Neotenie). Die fünfte Gruppe endlich ist durch das Fehlen der richtigen Größe (Zwergwuchs) charakterisiert; die einzelnen Teile stehen in einem annähernd richtigen Verhältnis zueinander, aber an sich sind die Teile zu klein.

a) Fissuren (Spaltbildungen).

Die Spaltbildungen können an jedem Körperteil auftreten, welcher durch Zusammenschluß verschiedener Gewebspartien oder verschiedener Hälften eines symmetrischen Körpers aufgebaut erscheint. Beim Menschen tritt die Fissurenbildung uns besonders am Schädel entgegen, ferner an der Lippe und am Gaumen, in der Bauch- und Nabelgegend und an der Wirbelsäule; so sehen wir die Fontanelle noch im späteren Leben offen bleiben, es kommt zur Entstehung der Hasenscharte und des Wolfsrachens, zur Ausbildung von Bauch- und Nabelbrüchen und endlich zur Spina bifida, zum offenen Wirkelkanale.

Hinsichtlich des Werdegangs dieser Fissurenbildungen müssen wir mit Schwalbe eine formale und eine kausale Genese unterscheiden; letztere untersucht die Ursachen dieser Mißbildungen, während erstere sich auf ihre Beschreibung in den verschiedenen Stadien beschränkt. Die formale Genese läßt sich dahin charakterisieren, daß es sich um das permanente Offenbleiben von ursprünglich getrennt angelegten Teilen handelt, welche in der normalen Entwicklung miteinander verschmelzen sollen; infolge des Persistierens bleiben die Spalten nach der Geburt sichtbar. Das Studium der kausalen Genese gründet sich auf das Experiment; es sind tatsächlich eine ganze Reihe von Fällen bekannt geworden, in welchem die Spaltbildungen im Laufe bestimmter Einwirkungen äußerer Faktoren entstanden sind.

Wird an einem Hühnerei oder an einem Entenei ein Teil der über dem Keime liegenden Oberfläche mit einer Lackschicht überzogen oder mit einer warmen Nadel berührt, so ist jener Teil, welcher nicht mehr in normaler Weise die Zufuhr von Sauerstoff erhält oder durch Einwirkung von Hitze in seiner weiteren Entwicklung geschädigt ist, nicht mehr zur Ausbildung normaler Formen fähig; ist nun die hintere Partie der Wirbelsäule getroffen, so entsteht die Spina bifida. Diese experimentelle Erkenntnis liefert nicht ohne weiteres eine Einsicht in das Geschehen der Natur; es kann selbstverständlich der Fall eintreten, daß infolge einer zufälligen Verklebung oder Verschmelzung keine genügende Sauerstoffzufuhr erfolgt; es können aber auch andere Ursachen die Entstehung einer Spina bifida herbeiführen.

Die Teratologie kann nicht in jedem einzelnen Falle die Ursache der Fissurenbildung aufdecken, weil wir nicht die normalen Ursachen der Verklebung kennen, erst wenn uns diese bekannt sein werden, können wir an die Erforschung jener Faktoren gehen, welche die Verschmelzung hindern.

Betreffs der übrigen Fissuren sind bei den Amnioten, besonders bei bei den Säugetieren, die amniotischen Einschnürungen zur Erklärung herangezogen worden. Das Amnion zeigt sich öfters zu eng für den eingeschlossenen Embryo; auch hier ist uns die Ursache unbekannt; manchmal liegt sie in der extrauterinen Lage des Embryos. Auf einem Amnionfaden, welcher über das Schädeldach und die Unterseite des Oberkiefers zieht, kann die Kombinierung einer Fissur am Schädeldache und einer Hasenscharte beruhen. Die Annahme, daß Abschnürungen von Körperteilen durch Amnionfäden zustande kommen, ist gewiß nicht aus der Luft gegriffen; man hat zahlreiche Föten gefunden; in welchen sich Reste von Amnionfäden in Spalten gefunden haben.

Für die allgemeine Entwicklungsmechanik ist die Fissurenbildung nicht besonders instruktiv; nur ein einziger Fall hat in bezug auf die Artenbildung Interesse, indem eine Form einer ursprünglichen Abnormität ihren Ursprung dankt. Es handelt sich um den Rassencharakter des polnischen Huhns, bei dem der Schädel eine Auftreibung zeigt, die durch die Prolabierung und spätere Verknöcherung einer Gehirnhernie zustande gekommen ist.

b) Atrophie und Mutilation.

Das Fehlen kann ganze Abschnitte des Körpers betreffen; es können Embryonen ohne Kopf und umgekehrt Köpfe ohne die zugehörigen Embryonen geboren werden; diese Bildungen sind bei den Wirbeltieren nicht lebensfähig.

Es können auch lokalisierte Teile zum Ausfalle kommen; an der vorderen Körperpartie gibt es Defekte an den Augen; so können die beiden Augen derart nahe aneinander rücken, daß die normale Ausbildung der Nase gehindert wird und die Nase auf die Stirne zu liegen kommt; die Verschmelzung kann so weit gehen, daß ein einziges Auge vorhanden ist, in welchem noch deutlich zwei Partien, etwa zwei Linsen, zu unterscheiden sind, wie dies beim Salamander beobachtet worden ist, und endlich kommt es zur Ausbildung eines einzigen Auges, das in der Mitte des Kopfes gelegen ist (partielle und vollständige Zyklopie). Derartige Zyklopiebildungen finden sich nicht nur bei niederen Wirbeltieren, wie bei Fischen und Salamandern, sondern auch bei höheren Tieren; so ist sie beim ausgetragenen Kalbe gefunden worden.

Ebenso wie die Augen entweder fehlen oder reduziert sein können, so treten auch an den Ohren Defekte auf; beim Menschen sind Fälle von vollständigem Fehlen der Ohrmuschel beobachtet worden. Zahlreiche Fälle zeigen Störungen in der inneren Organisation des Ohres. Gewisse Labyrintherkrankungen führen zum Drehen und zum Tanzen, wie bei den Tanzmäusen, bei denen dies zum Rassenmerkmal geworden ist.

Am vorderen Ende des Körpers können auch andere Sinnesorgane ausfallen und zu merkwürdigen Bewegungsstörungen führen; so habe ich eine Krabbe beobachtet, welche während des Lebens im Wasser Purzelbäume geschlagen hat, .sie zeigt am vorderen Ende eine Auftreibung, welche einer Fissur mit Prolapsbildung der inneren Teile ihre Entstehung verdankt; es fehlen die Augen und die ersten Antennen. Das Ausfallen der Sinnesorgane am äußersten Ende des Körpers hat zur Bewegungsstörung geführt.

Nicht selten werden an Jahrmärkten Tiere gezeigt, denen einzelne Beine fehlen; so sah ich das Bild eines Kalbes mit drei Beinen und das Bild eines Hundes, dem beide Vorderbeine fehlen. Bei den vorderbeinlosen Säugetieren zeigt sich ein abnormes Längenverhältnis des Oberschenkels zum Unterschenkel an den erhaltenen Beinen; die Tibia ist im Verhältnis zum Femur länger als normal. Dieses abweichende Verhältnis, welches man für einen angeborenen Fehler halten könnte, ist eine Folge der Vorderarmlosigkeit; man kann dies experimentell feststellen, indem man bei neugeborenen Hunden die vorderen Extremitäten exartikuliert; dadurch kommen Formen zustande, welche in ihrem Aussehen an die springenden Säugetiere erinnern.

Die Erklärung für diese Veränderungen sucht man in dem Umstande, daß die vorderbeinlosen Säugetiere sich der Hinterbeine als Springorgane bedienen müssen; diese funktionelle Beziehung wird verantwortlich gemacht für die Veränderungen in dem Bau der Hinterbeine.

Außer den vorderbeinlosen Säugetieren hat man auch hinterbeinlose Tiere gefunden; so hat eine Schweinerasse existiert, welche der Hinterbeine entbehrte. Es kommen aber auch Säugetiere mit Fehlen aller vier Extremitäten vor; so wurde ein Lamm beobachtet, das ohne Extremitäten geboren wurde; die gleiche Mißbildung wird auch beim Menschen beobachtet und hier als Rumpfmensch bezeichnet.

Auch Teile von Extremitäten können fehlen, einzelne Glieder von Fingern und von Händen. Ich konnte dies an einer weißen Maus zeigen, welche an einer Zehe eine Verkürzung und das Fehlen des Nagels aufweist, als Folge einer unmittelbar nach der Geburt erfolgten Amputation.

Die Defektbildung steht in innigem Zusammenhange mit der Frage der Regeneration. Je niedriger ein Tier steht, desto rascher geht die Regeneration vor sich; und es ist klar, daß nur jene Tiere dauernde Defekte aufweisen, welche nicht mehr imstande sind, in dem betreffenden Stadium zu regenerieren. Dieses Stadium ist bei den höheren Wirbeltieren sehr frühe; schon unmittelbar nach der Geburt sind die ausgetragenen Früchte nicht mehr in der Lage, ganze Sinnesorgane und ganze Gliederarten zu erzeugen. Eine jede Defektbildung, welche im Embryonalleben persistiert hat, bleibt deshalb im ganzen Leben vorhanden.

Bei manchen niederen Tiergruppen, welche ein hohes Regenerationsvermögen besitzen, können wir deutlich jenen Moment feststellen, in welchem die Regenerationsfähigkeit erlischt, so daß es dann zur Defektbildung kommt, während vorher die Regeneration eingetreten ist. Wird an einer Kaulquappe in frühem Entwicklungsstadium, aber schon außerhalb des Eies, die Amputation der Extremitäten vorgenommen, so zeigen doch die verwandelten Frösche vollständige Extremitäten; wird aber die Operation an der Kaulquappe kurze Zeit vor der Metamorphose ausgeführt, so vermögen die Frösche nicht mehr das verlorengegangene Bein zu ersetzen, und es entstehen persistente Defektbildungen.

Manche Tiergruppen, wie die geschwänzten Amphibien, behalten zeitlebens das Regenerationsvermögen, so daß die Defektbildungen nur vorübergehend sind. Oft weisen die regenerierten Teile eine geringere Größe und Atrophie auf. Man hat die in der Natur vorkommenden Fälle von Kleinheit der Extremitäten nicht auf Regeneration, sondern auf einen Stillstand des Wachstums zurückführen wollen. Man hat dies auch von den Hinterbeinen der Heuschrecken behauptet, welche sehr leicht verloren gehen, aber nicht ersetzt werden, wenn sie dem verwandelten Insekt verlorengegangen sind; diese Vorstellung beruht aber auf einem Versuchsfehler; wenn man solchen Insekten in genügend frühen Larvenstadien die Beine exstirpiert, so kommt es zur Regeneration, aber die Extremitäten erlangen nicht mehr die volle normale Größe und täuschen deshalb einen Entwicklungsstillstand vor.

Wenn wir die experimentellen Erfahrungen an den niederen Tieren auf höhere ausdehnen wollen, so sehen wir, daß die Defektbildungen in formaler Beziehung nicht immer auf einen Stillstand in der Entwicklung zurückzuführen sind; es handelt sich um einen anderen Entwicklungsfehler. Wir haben es hier zu tun mit einer im Laufe der Entwicklung eingetretenen Absprengung eines Teiles des Embryos, welcher keinen Anschluß an den Körper mehr gefunden hat und zugrunde gegangen ist.

Für die experimentelle Begründung dieser Ansicht liegt eine ganze Reihe von Versuchen vor; bei Wirbellosen und Wirbeltieren kann man umschriebene Regionen entfernen und sich überzeugen, daß der betreffende Teil zum Ausfall kommt; dies ist charakteristisch für jene Tiere, deren Eier als Mosaikeier bezeichnet werden, weil sich die einzelnen Teile des Eies nicht untereinander ersetzen können.

Auch hier fehlt der Nachweis, durch welchen äußeren Faktor in jedem Einzelfalle das Zugrundegehen veranlaßt worden war; bei Wirbeltieren kann ein Stoß die Frucht treffen und zum Absterben des betreffenden Teiles führen; an den Vogeleiern kann ein Stich oder Druck schädigend wirken. Bei Vögeln ist es gelungen, die Regenerationsgrenze festzustellen, da man bei Hühnerembryonen zu einer bestimmten Zeit das Auge zur Regeneration bringen kann.

Die Zyklopiebildung ist künstlich durch Einwirkung gewisser Salzlösungen, namentlich von Magnesiumsalzen, durch Äther und Narkotika erreicht worden (Stockard); gewissermaßen handelt es sich in den letzteren Fällen um ein Narkotisieren der Formbildungsvorgänge, indem unter dem Einflusse der Narkose das Auseinandertreiben der Gewebselemente unterbleibt. Auch bei Hühnerembryonen hat man experimentell die Zyklopiebildung hervorgerufen und damit den Beweis geliefert, daß es sich dabei nicht um ein mystisches Versehen, sondern um natürliche Vorgänge handelt.

Bei Strahltieren fallen ganze Antimeren aus, so daß statt der gewöhnlichen fünf nur vier Antimeren vorhanden sind; auch diese Bildung ist die Folge einer Regeneration; wenn man eine Antimere ausschneidet, so stoßen die Schnittränder aneinander und verschmelzen, die Form der Qualle stellt sich wieder her, das Tier hat seine Gestalt selbst reguliert.

Krabben regenerieren dann nicht mehr, wenn sie keine Häutungen mehr durchmachen. Die Regeneration kann auch durch äußere Umstände beeinflußt werden; infolge von Parasiten können bei Krabben die Häutungen unterbleiben und regenerierende Scheren defektere Mißbildungen aufweisen.

c) Absenz von Charakteren.

Wir haben bisher die beiden ersten Klassen der Defektbildungen besprochen, nämlich die Fissuren und die Atrophien, und kommen nun zur dritten Klasse, der Absenz von Charakteren. Den Namen dieser Klasse habe ich den von Bateson vorgeschlagenen Bezeichnungen »absence« und »presence« entlehnt. Unter »presence« eines Rassencharakters verstehen wir den Ausdruck einer Vererbungseinheit im Körper eines Tieres, und zwar auch dann, wenn die Eltern dieses Tieres nicht beide diesen Charakter besessen haben. Wenn z. B. irgendein Tier, das die normale Färbung reiner Art aufweist, mit einem albinotischen Tiere gekreuzt wird, so hat es sich bisher immer herausgestellt, daß dann die Nachkommen auf keinen Fall immer wieder Albinos sind; in der Regel sind sie, vollgefärbt oder wenigstens zur Hälfte vollgefärbt. Der Charakter, der im Albino abwesend ist, ist die Möglichkeit, die Färbung des Tieres zum Ausdruck zu bringen, also, kurz gesagt, die Abwesenheit des Pigmentes oder besser der Pigmentbildung.

Derartige albinotische Tiere gibt es in dem ganzen Tierreiche; so finden wir albinotische Menschen, mit weißen Haaren und roten Augen (rot infolge der Ermangelung des Pigmentes); wir finden Albinos häufig unter den Haustieren, unter dem Wild (weiße Hirsche und Damhirsche), ferner bei Vögeln (weiße Sperlinge, Amseln und Dohlen). Auch unter den niederen Tieren gibt es zahlreiche Fälle von Albinismus, bei den Amphibien und Fischen, sowie den Wirbellosen. So namentlich unter den Krustazeen, wo bei den Wasserasseln eine albinotische Rasse aus der Nähe Wiens bekannt ist.

Nicht bloß helle Färbungen können durch Ausfall eines Charakters zustande kommen. Die sog. »Nigrinos« können gleichfalls durch den Ausfall eines Charakters entstehen. Die meisten unserer wildlebenden Tiere besitzen ein braungelb gefärbtes Haarkleid, was dadurch zustande kommt, daß jedes einzelne Haar eine schwarzgelbe Ringelung zeigt. Fällt die gelbe Ringelung weg, so resultiert ein schwarzes Haarkleid. Auf diese Weise sind wohl die meisten Nigrinos entstanden.

Es ist nun die Frage: wie kommt in kausaler Beziehung der Albinismus zustande? Es existiert nun eine ganze Reihe von Versuchen, welche uns für verschiedene Tierklassen Gründe kennen gelehrt haben, die zum Albinismus führen, Gründe, die nicht nur darum wichtig sind, weil sie uns erkennen lassen, daß hier äußere Umstände im Spiele sind, sondern auch weil sie uns den Weg andeuten, der zum Albinismus führt.

Bei den Insekten hat man schon in früherer Zeit beobachtet, daß der Albinismus häufig bei Inzucht auftritt. Wenn man die Kinder aus normal gefärbten Eltern weiter untereinander paart, so treten leicht Albinos auf. Dadurch ist aber nur eine formale, aber nicht kausale Genese gekennzeichnet. Dieselbe Beobachtung wurde beim Menschen und bei Mäusen gemacht. Es könnte nun den Anschein haben, als ob die Inzucht selbst maßgebend für den Albinismus ist, und man hat sich die Vorstellung gebildet, daß durch die Inzucht eine »Schwächung« des Plasmas eintritt, wodurch dieses nicht mehr ganz normal zu funktionieren vermag und nun derartige Defektbildungen wie Albinismus auftreten. Versuche, die ich selbst an Ratten ausgeführt habe, haben mich überzeugt, daß die Erklärung nicht zutreffend ist. Denn tatsächlich erhält man, wenn man in Inzucht immer weiter zieht und die auftretenden Albinos aus der Zucht sofort eliminiert nicht einen steigenden, sondern einen sich immer vermindernden Prozentsatz von Albinos; es kann also die angebliche Schwächung des Plasmas nicht mit dem Albinismus zu tun haben. Die herausgezüchteten Albinos ergeben immer wieder nur Albinos eine Eigenschaft, die sie mit den rezessiven Rassen teilen, welche durch die Absenz des Charakters ausgezeichnet sind. Was ist also die Ursache des Auftretens von Albinos bei Inzucht?

Die Erklärung liegt darin, daß die zur Untersuchung gewählten Tiere nicht rein rassig sind. Wenn wir ein Tier mit einem Albino kreuzen, so erhalten wir in der nächsten Generation normal gefärbte Tiere oder nur zur Hälfte Albinos. Wenn die verwendete Normalform reinrassig war, so erhalten wir lauter normalgefärbte Tiere; stammt es aber von einem Albino, so erhalten wir zur Hälfte Albinos. Normalerweise kommt es bei einer gemischten Zucht aber nur sehr selten dazu, daß zwei ungleich in ihrem Plasma konstituierte Tiere gerade zusammentreffen und diesen hohen Prozentsatz von Albinos liefern. Das Auftreten des Albinismus ist bei der Inzucht nur insofern ein Produkt derselben, als das Zusammentreffen eines gemischtrassigen Tieres mit einem gemischtrassigen immer wieder erfolgt. Damit sind wir aber nicht auf den ursächlichen Faktor gekommen.

Wir kennen aber auch Fälle, in welchen wir tatsächlich die Pigmentbildung unterdrücken oder hemmen können. So hat Tornier Versuche an Amphibien gemacht, indem er dem noch auf dem Ei liegenden Embryo Einstiche mit einer Nadel beigebracht hat, wodurch ein Eindringen der Dottermassen in den Embryo stattgefunden hat. Die Embryonen hatten infolgedessen ein aufgeblähtes Aussehen und die Tiere, welche daraus resultierten, waren Albinos. Durch den Druck, den die Dottermassen auf die Haut ausüben, wird eine ausgiebige Blutdurchströmung verhindert und damit auch die Pigmentbildung.

Der Pigmentmangel kann aber auch auf andere Weisen zustande kommen. So wird bekannterweise die Pigmentbildung durch Abwesenheit von Licht gehemmt. Diese Tatsache drückt sich u. a. besonders bei den Höhlentieren aus, wie dies Grottenolm, die zahlreichen höhlenlebenden Krustazeen und Spinnentiere usw. zeigen. Es fragt sich, ob dieser Pigmentverlust tatsächlich mit dem Lichtmangel zusammenhängt oder eventuell durch andere Umstände bedingt ist.

Das Experiment entscheidet nun tatsächlich dafür, daß es sich um Formen handelt, die der Mangel an Licht des Pigmentes beraubt hat. Wir sehen hier einen Flußkrebs von der normalen grauen Färbung, daneben einen Flußkrebs derselben Art, der sich im Dunkeln befunden hat und daher eine bleiche, weiße Farbe aufweist. Der Lichtabschluß ist aber in diesem Fall nicht die einzige Ursache des Pigmentverlustes. Der Krebs wurde nämlich außerdem noch geblendet, und der Verlust der Augen begünstigt gleichfalls den Ausfall des Pigmentes. Blindheit hat bei den meisten niederen Tieren Pigmentmangel oder zum mindesten eine Störung in der Bildung der normalen Färbung zur Folge. Ob nun diese Verhältnisse irgendeine Rolle bei der Entstehung nicht als Rassen auftretender Albinos spielen, läßt sich noch nicht entscheiden.

Die Verteilung der Charaktere bei der Ausbildung der Geschlechtsprodukte wird nicht immer ganz regelmäßig vor sich gehen, so daß der Fall eintreten kann, daß ein Charakter nur auf eine Geschlechtszelle übertragen wird, auf eine andere hingegen nicht. Dies gilt nicht nur für den Albinismus, sondern auch für die übrigen Absenzen. Dazu gehören auch die Fälle, in denen z. B. das gesamte Haarkleid fehlt, wie dies bei Mäusen mitunter vorkommt (Rhinozerosmäuse).

d) Neotenie (und Molen; Stehenbleiben auf niederer Entwicklungsstufe).

Wir kommen nun zur vierten Gruppe der Defektbildungen, nämlich jener, welche eine allgemeine Hemmung sämtlicher Teile des Körpers aufweisen, in der Art, daß in einem Alter, in dem normalerweise die definitive Ausbildung schon erreicht sein sollte, noch eine viel jugendlichere Form besteht. Zu diesen Hemmungsmißbildungen gehört eine große Anzahl der Aborte, jener Früchte, welche nicht normalerweise ausgetragen werden und die im allgemeinen sämtliche Teile des Körpers in einem viel jugendlicheren Zustande als normal zeigen. Es sind dies meistens nicht lebensfähige Bildungen, die daher für die Mißbildungslehre von keinem besonders hohen Wert sind, aber sie besitzen für die Medizin insofern ein gewisses Interesse, indem daraus auf einen Zusammenhang zwischen den Mißbildungen, die hier auftreten, und den Ursachen, die einen Abort herbeiführen, geschlossen wird. Näheres über diese Mißbildungen findet man in dem Handbuch von Schwalbe.

Für unsere allgemeinen Anschauungen viel interessanter sind die Fälle der sog. Neotenie; das sind jene Hemmungsmißbildungen, bei denen zwar die lebensfähige Ausbildung und das Größenwachstum des betreffenden Tieres normal vor sich geht, aber jugendliche Charaktere im erwachsenen Stadium persistent geworden sind. Der bekannteste Fall betrifft das Axolotl. Das als *Siredon pisciforme* beschriebene Tier, welches an das Wasserleben angepaßt ist, hat sich später als die geschlechtsreife Larve einer anderen Form herausgestellt, nämlich des salamanderähnlichen *Amblystoma*. In diesem Falle könnte man glauben, daß es sich nicht um eine Mißbildung handle, sondern um eine konstante Rasse, die als Larve geschlechtsreif geworden ist. Ganz analoge Fälle kommen aber auch bei unseren einheimischen Lurchen vor, nur gehen sie gewöhnlich nicht so weit bis zum Eintritt der Geschlechtsreife. Wir sehen Salamander und daneben eine neotenische Larve, welche die normale Größe eines jungen Salamanders wohl erreicht hat, aber noch Kiemenbüschel trägt.

Es hat sich herausgestellt, daß verschiedene Bedingungen die Entstehung neotenischer Larven fordern, so vor allem Haltung im Finstern, tiefes ruhiges Wasser. Gewisse Temperatur- und Fütterungsverhältnisse scheinen gleichfalls von Einfluß zu sein. Die Neotenie kommt auch bei den Insekten vor; so habe ich eine Gottesanbeterin beobachtet, die sich zeitlebens nicht verwandelt hat. Der Einwand, daß das Tier nicht genug lang gelebt hätte, erscheint ausgeschlossen, indem dieses Tier eine $2^1/_2$mal längere Lebensdauer aufwies, als die Geschlechtstiere.

Die Neotenie ist nicht immer vollständig; vollständig ist sie nur dann, wenn das Tier in diesem Zustand auch geschlechtsreif wird. Im anderen Falle sprechen wir von einer **partiellen Neotenie**. Letzterer Ausdruck ist auch in einem anderen Sinne gebraucht worden, nämlich dann, wenn nicht alle Teile des Körpers jugendliche Charaktere aufweisen, sondern nur manche. Dieser Ausdruck ist jedoch nicht sehr präzise, da häufig auch Übergangsstadien zwischen larvalen und erwachsenen Charakteren vorkommen.

e) Nanismus.

Wir kommen nun zur letzten Kategorie der Defekte, zum **Nanismus** oder den Zwergbildungen. Es handelt sich hier um die Nichterreichung der normalen Größe eines Tieres in dem Alter, wo diese erreicht werden sollte, ohne daß besondere andere Mißbildungen an dem Körper auftreten müßten. Zwergformen gibt es unter allen Tieren, vom Menschen an bis zu den Infusorien. Nicht alle Zwerge sind wirklich in ihren Formen denen eines normalen Tieres proportional. Viele besitzen mehr oder weniger Größenverhältnisse, die abweichen von der normalen Proportionalität. Namentlich macht sich bei den höheren Wirbeltieren (Menschen) eine verhältnismäßige Größe des Kopfes und eine geringe Größe der Extremitäten bemerkbar. Die Zwergbildungen schließen sich jenen Hemmungsbildungen an, bei denen es sich um Beibehaltung jugendlicher Charaktere handelt. Wir sehen hier zwei Röntgenplatten von den Händen zweier Zwerge. Die eine Hand ist als normal anzusehen, während die zweite Platte eine nicht normale Verknöcherung der Handwurzelknochen erkennen läßt, die wahrscheinlich auf einem Verknorpelungsstadium stehengeblieben sind.

Was die Ursache der Zwergbildung anlangt, so kann sie schon in formaler Hinsicht eine doppelte sein: 1. kann es sich um einen Wachstumsstillstand auf einer gewissen Entwicklungshöhe handeln; 2. kann von allem Anfang an das Eimaterial zu gering gewesen sein.

Beide Erscheinungen sind kausal weiter verfolgt worden. Das Stehenbleiben auf einer bestimmten erreichten Größe ist experimentell zu erzielen. Bei den Insekten kann es durch schlechte Fütterung bewirkt werden, wodurch die Tiere gezwungen sind, sich zu früh zu verwandeln, und die hervorschlüpfenden Imagos (Schmetterlinge) sind zu klein. Da die Imagos nicht weiter wachsen können, so können sie den Ausfall an Nahrung nicht mehr wettmachen.

In bezug auf das Wachstum müssen wir bei den Tieren zwei Typen unterscheiden: 1. solche Tiere, welche das Wachstum in einem bestimmten Stadium einstellen, 2. solche, welche auch nach erreichter Geschlechtsreife fortwachsen. Zu der ersten Gruppe gehören die Insekten und die höheren Wirbeltiere, zur letzteren die übrigen Tiere. Bei letzteren ist es schwer, eine Zwergform von einer Jugendform zu unterscheiden. Man muß dann die Lebensdauer des Tieres, sowie seine Durchschnittsgröße genau kennen. An Versuchen zur Beeinflussung der Körpergröße, an solchen Formen, welche keinen bestimmten Größenzustand aufweisen, fehlt es auch nicht. So wurden Spitzschlammschnecken in Gefäßen von verschiedener Größe, aber sonst unter ganz gleichen Bedingungen gehalten. Es stellt sich heraus, daß die Schnecken in den kleineren Gefäßen kleiner, in den größeren Gefäßen größer waren. Semper suchte diese merkwürdige Tatsache durch einen mystischen Einfluß des Raumes zu erklären. Neuere Versuche haben die Sache in einfacher Weise aufgeklärt. Wenn man nämlich den Versuch so anstellt, daß das Wasser in allen Gefäßen immer durch frisches ersetzt wird, so bleibt jene Differenz in der Größe aus. Die Schnecken vergiften nämlich das Wasser durch ihre Sekretprodukte und zwar in um so höherem Maße natürlich, je kleiner das Gefäß ist, und auf diese Intoxikation ist das Zurückbleiben des Wachstums in den kleinen Gefäßen zurückzuführen.

Ebensolche Verkleinerungen der normalen Form kann man bei Amphibien durch schlechte Fütterung erzielen; die Amphibien wachsen ebenfalls auch nach erreichter Geschlechtsreife weiter.

· Bei den Säugetieren und Vögeln. übt die schlechte Ernährung nur einen geringen Einfluß auf das Größenwachstum aus. Dies sieht man deutlich beim Menschen; die Bevölkerung, welche sich schlecht nährt, ist nicht wesentlich kleiner als die Bevölkerung, die sich gut nährt. Hier tritt uns als kausales Moment eine neue Erscheinung entgegen, nämlich die Beziehung der Schilddrüse zum Wachstum. Es hat sich gezeigt, daß das Zurückbleiben im Wachstum enge verknüpft ist, mit einer Veränderung der Schilddrüse, daß kretinhafte Zwerge durch Einnehmen von Schilddrüsensubstanz oft eine wesentliche Besserung ihres Zustandes erfahren und an Größe zunehmen. Auch die Regeneration wird bei Abwesenheit der Schilddrüse gehemmt, ein Beweis, daß Regeneration und Wachstum identische Erscheinungen sind. Wenn man einem Salamander die Schilddrüse entfernt und dann die Beine abschneidet, so erfolgt gar keine oder nur eine unvollständige Regeneration; hingegen regenerieren die Beine beim normalen Kontrolltiere vollständig. Über die Genese jener Zwergformen, welche durch Hemmung des normalen Wachstums zustande kommen, sind wir aufgeklärt. Aber auch in bezug auf andere Zwergformen kennen wir ihre Genese, und zwar ist es hier die engere Entwicklungsmechanik, die dazu beigetragen hat. Wenn ein Ei auf irgendeine Art in mehrere Teile zerlegt wird, so wird das Ei entweder regenerieren oder es wird nicht regenerieren können. Im letzteren

Falle kommt es zu Defektbildungen oder Mutilationen. Hingegen im ersteren Falle regeneriert jeder Teil des Eies zu einem ganzen Tiere, das aber dann kleiner ist als das normale. Derartige Fälle sind im ganzen Tierreiche bekannt, so bei den Seeigeln, den Tritonen, aber auch selbst bei den Säugetieren, bei denen es uns gelungen ist, eine Verkleinerung des Anlagematerials herbeizuführen, indem an den im Uterus liegenden Embryonen Teile abgeschnürt wurden. Im ersten gelungenen Versuche wurden 8 Embryonen gezählt, einer wurde gleich entfernt, um das Entwicklungsstadium festzustellen, 3 Embryonen wurden unverletzt gelassen und an den 4 übrigen mittels eines Seidenfadens Abschnürungen vorgenommen. Das Resultat waren 3 Tiere von normaler Größe, während die 4 anderen viel kleiner erschienen und demnach als Zwergformen anzusprechen sind. Wieweit diese Verkleinerungen im späteren Leben ausgeglichen werden, ist natürlich eine andere Frage. Bis zu einem gewissen Grade scheint jedenfalls ein Ausgleich zu erfolgen.

II. Kapitel: Exzesse.

Ebenso wie bei den Defektbildungen, so können wir auch bei den Exzessivbildungen ganz analoge fünf Gruppen aufstellen. So wie wir unter der ersten Gruppe die unvollständigen Verwachsungen, die Fissuren und Prolapse verstanden haben, so werden wir in die erste Gruppe der Exzessivbildungen die Verwachsungen und Auswüchse »Protuberanzen« zu rechnen haben, die nicht zum normalen Entwicklungsgang der betreffenden Art gehören. Wir haben als zweite Gruppe, entsprechend den Mutilationen, dem Fehlen von Teilen, den Atrophien und der zu geringen Ausbildung von Teilen zu unterscheiden die Gruppe der Mehrfachbildungen, bei denen also einzelne in zu großer Anzahl ausgebildet werden, und Hypertrophien, bei denen einzelne Teile in zu starkem Maße entwickelt sind. Die dritte Gruppe beschäftigt sich mit dem exzessiven Wachstum ganzer Organsysteme oder Gewebsteile des Organismus, welche gewissermaßen eine doppelte Dosis eines bestimmten Merkmals empfangen haben, in ähnlicher Weise wie es bei den Absenzen der Fall ist, die eine zu geringe oder gar keine Dosis eines bestimmten Merkmals bekommen haben. Als Beispiel möchte ich die zu starke Behaarung bei manchen Menschen anführen, wo die Behaarung anstatt an gewissen Körperteilen lokalisiert zu bleiben am ganzen Körper auftritt. An diese dritte Gruppe, die wir als Hyperdosis bezeichnen wollen, schließt sich eine vierte an, welche analog den Neotenien ist und die dadurch ausgezeichnet ist, daß Charaktere, die erst in einer späteren Entwicklungszeit des Tieres auftreten sollen, sich schon in früheren Altersstadien zeigen und diese Erscheinung bezeichnen wir als Progenese. Endlich haben wir noch eine fünfte Gruppe, die analog ist der Gruppe der Zwergformen bei den Defektbildungen, zu unterscheiden, bei der die normale Proportionalität des Körpers unverändert geblieben sein kann, die Größe aber weit über das Normalmaß hinausgeht, nämlich den

Riesenwuchs oder **Gigantismus**. Diese fünf Gruppen sind ganz analog den fünf Gruppen der Defektbildungen auch auf ähnliche Ursachen zurückzuführen.

a) Protuberanz.

Was die erste Gruppe anbetrifft, so fehlt leider ein einheitlicher Name. Es handelt sich um Verwachsungen und Auswüchse, also um Konkreszenzen und Exkreszenzen. Die Verwachsungen beruhen in formaler Hinsicht darauf, daß Teile, welche bei der normalen Entwicklung getrennt sind, an dieser Stelle miteinander verwachsen, so daß also eine Vermehrung von Bindegewebe an der Grenze der beiden Teile eintritt. Ein bekanntes Beispiel dafür ist die Syndaktylie, die darin besteht, daß zwei Finger vollkommen aneinanderliegen und mindestens durch eine Hautbrücke, häufig aber auch durch innere Gewebsteile miteinander verbunden sind. Wir haben in diese Gruppe ferner jene Fälle zu rechnen, bei denen Gewebspartien, welche normalerweise zur Oberfläche des tierischen Körpers gehören, von dieser ausgeschaltet sind und nun unterhalb derselben sich zu Warzen und Höckern entwickeln. Eine sehr große Bedeutung haben für die Medizin die Tumoren, welche ursprünglich kleine embryonale Gewebspartien darstellen, die den Anschluß an den Embryo verloren haben und in einer späteren Lebenszeit des Tieres selbständig zu wuchern beginnen und so zur Entstehung gefährlicher Krankheitssymptome führen können. Es ist aber noch unentschieden, ob diese Tumoren bloß auf ursprünglich embryonale Zellen zurückzuführen sind, oder ob noch hierzu die Einwirkung eines Parasiten kommen muß, der diese Wucherung veranlaßt, in analoger Weise, wie etwa die Bildung der Pflanzengallen durch Insekten zustande kommt. Diese Fragen beschäftigen uns hier eigentlich nicht, da sie in das Gebiet der Pathologie gehören.

b) Pluralität.

Länger wollen wir uns bei der zweiten Gruppe aufhalten, bei den Mehrfachbildungen, also der Duplizität, Triplizität und Pluralität von Organen und Organsystemen, wobei es sich um die Vermehrung eines bestimmten Organs oder größerer Körperpartien bis zur Vermehrung aller Körperteile handelt. Die Vielfachbildungen geben interessante Aufschlüsse über die Fähigkeiten, welche die einzelnen Körperregionen besitzen, andere Körperregionen auch noch hervorzubringen.

Wir wollen uns zunächst auf die Doppelbildungen beschränken, d. h. jene Exzessivbildungen, bei denen ein Teil oder mehrere Teile des Körpers in doppelter Anzahl erscheinen, also z. B. ein Tier, das zwei Köpfe besitzt oder einen Kopf und zwei Rümpfe, oder ein Seesternarm, der zwei Enden besitzt, die im übrigen beide die Merkmale eines normalen Seesternarmes aufweisen. Diese Doppelbildungen können wir wieder in zwei Typen teilen: bei den einen handelt es sich um vollkommene Symmetrie, es stehen die überzähligen Bildungen in einem Symmetrieverhältnis zueinander; es ist ebensoviel von dem überzähligen als auch von dem normalen Organ vorhanden, mit dem das erstere korrespondiert. Im Gegensatz dazu steht die Gruppe der asymmetrischen Doppelbildungen, bei denen die überzähligen Organe nicht in einem Symmetrieverhältnis zu den normalen stehen und an einer beliebigen Stelle des Körpers herauswachsen, wo die betreffende Bildung eigentlich nicht vorhanden sein sollte. Die symmetrische Doppelbildung ist weitaus die häufigste, während nur wenige Bildungen bekannt sind, die zur zweiten Gruppe gehören; ja es ist überhaupt zweifelhaft, ob diese Gruppe den eigentlichen Doppelbildungen zuzurechnen ist.

Symmetrische Doppelbildungen finden sich in jeder Tiergruppe. So sieht man auf einer Abbildung eine *Tubularia*, die zwei Köpfchen auf einem Stiele besitzt, ferner eine *Planaria* mit doppeltem Kopfe. Auf jedem Kopf sind zwei Augen ausgebildet, von denen das in der Medianlinie gelegene kleiner als die beiden lateralen Augen ist. Sehr häufig sind Doppelbildungen bei den Echinodermen. Wir sehen hier einen Seestern, dessen einer Arm eine weitgehende Doppelbildung aufweist, und einen zweiten Seestern, bei dem statt des einen Armes sich zwei etwas kleinere Arme finden. Bei den Schnecken finden sich Doppelbildungen an verschiedenen Anhängen des Körpers. So sehen wir hier eine *Planorbis*, deren einer Fühler zunächst eine ganze Strecke normal verläuft, an einer Stelle aber dann den Ansatz eines zweiten Fühlers zeigt; ferner eine *Limnaea* mit einer Doppelbildung des Fühlers, wo aber die beiden Bildungen verwachsen sind und nur die beiden Spitzen am Ende des Fühlers seine Duplizität beweisen. Als Beispiel einer Doppelbildung bei Insekten sehen wir einen Wasserkäfer mit verdoppeltem Vorderbeine.

Auch bei den Wirbeltieren finden wir Doppelbildungen. So sehen wir hier auf dem Ei eines Haifisches einen Embryo mit zwei Köpfen und desgleichen einen fast ausgetragenen Embryo von *Acanthias vulgaris*, der zwei Körper aufweist; ferner einen *Triton*, dessen eines Bein verdoppelt erscheint. Bei letzterem Präparat ist die Bildung nicht vollkommen symmetrisch, indem der eine Ast viel kleiner ist als der andere und nicht so deutlich erscheint. Sehr häufig sind die Fälle von doppelschwänzigen Eidechsen. Auch bei den Warmblütern finden sich gleichfalls häufig Doppelbildungen, so finden sich relativ häufig Tiere mit zwei Köpfen resp. mit zwei Rümpfen. Es gibt auch derartige menschliche Mißbildungen. Die Doppelbildungen beziehen sich entweder nur auf geringe Teile des Körpers oder aber sie können immer weiter schreitend schließlich zu einer Verdoppelung des ganzen Tieres führen. So können wir ganze Reihen aufstellen, die von tumorartigen kleinen Doppelbildungen bis zu jenen extremen Zwillingsformen führen, für die wir beim Menschen die Bezeichnung »siamesische Zwillinge« haben.

Es wird gut sein, hier etwas über Säugetierzwillinge zu sagen. Wir unterscheiden zweierlei Zwillinge: eineiige und zweieiige. Unter letzteren sind einfach jene Zwillinge zu verstehen, die ein getrenntes Amnion und Chorion haben, die getrennten Geschlechtes sein und verschiedenes Aussehen haben können, die also nichts weiter sind als Tiere entstanden aus zwei Eiern. Anders verhält es sich mit den eineiigen Zwillingen, die ein einziges Chorion haben und deren Nabelschnüre gemeinsam inserieren. Hier scheint es sich tatsächlich um Produkte eines Eies zu handeln. Dieses Ei ist durch irgendwelche Einflüsse gespalten worden und beide Teile haben sich vollständig entwickelt. Diese eineiigen Zwillinge zeigen in allen sichergestellten Fällen tatsächlich solche Eigenschaften, als ob sie aus einem Ei stammen würden. Zunächst ist das Geschlecht dieser Tiere immer gleich (abgesehen von Ausnahmen, die noch später beim Hermaphroditismus besprochen werden sollen). Außer der Gleichheit des Geschlechts sind auch alle Rasseneigenschaften bis ins Detail bei diesen Zwillingen auch im späteren Leben gleich, weshalb solche »identische« Zwillinge auch als Erwachsene zu Verwechselungen häufig den Anlaß geben. Als »identische« Zwillinge sind auch immer die Verwachsungszwillinge anzusehen, welche Verwachsung nur innerhalb eines gemeinsamen Chorions erfolgen kann.

Wir hätten nun überzugehen zu der kausalen Genese der Doppelbildungen und hier müssen wir immer wieder die experimentelle Entwicklungsgeschichte zu Rate ziehen, um wenigstens die Möglichkeit der künstlichen Erzeugung solcher Spaltbildungen aufzuweisen. Es existiert eine große Anzahl von Versuchen in der Entwicklungsmechanik, die uns gezeigt haben, daß ein Ei, wenn es unvollständig in verschiedene Teile zerlegt wird, nicht den Ursprung zu einfachen, sondern zu doppelten Bildungen gibt, die sich auf den ganzen Körper oder auf untergeordnete Teile desselben beziehen. Die Versuche gruppieren sich 1. in solche, die an Eiern ausgeführt wurden, als entwicklungsmechanische im engern Sinne, 2. in Regenerationsversuche am erwachsenen Tier. Im Wesen sind aber schließlich beide gleich; es handelt sich ja immer darum, einen Teil vom Ei oder erwachsenen Tier abzutrennen, und die Entwicklung weiter zu verfolgen. Es ist dann möglich, daß die abgetrennten Teile in der Lage sind zu regenerieren, dann erhalten wir Doppelbildungen, oder sie regenerieren nicht und wir erhalten Defektbildungen.

Welche Momente es sind, die das so wohlgeschützte Ei eines Säugetieres zur Spaltung bringen, wissen wir nicht. Wir haben es hier wohl nicht mit mechanischen Eingriffen wie bei unseren Experimenten zu tun. Einige künstliche Mittel sind aber doch geeignet, einiges Licht in diese Frage zu bringen. Ein solches Mittel ist die Blastotomie. Man hat beobachtet, daß auf den ersten Entwicklungsstadien des Eies, bei abnormen Druckverhältnissen, die man z. B. durch Einwirkung von osmotisch wirksamen Substanzen erzielen kann, die einzelnen Blastomeren sich sehr leicht gegeneinander abschließen und nicht miteinander im Zusammenhang bleiben. Aus jedem solchen Blastomer entsteht ein gesonderter Embryo. Ist aber die Abtrennung nicht vollständig, so erhalten wie eine Doppelbildung. Den ersten Anstoß zu dieser Beobachtung haben die Beobachtungen von Loeb gegeben, der bemerkte, daß, wenn man ein Ei in verdünntes Wasser gibt, die Eihaut platzt und sich Abschnürungen bilden, die dann Doppelbildungen veranlassen. Damit wäre also auch die Möglichkeit zur Erklärung gegeben, wie in einem so gut geschützten Embryo, wie es der Säugetierembryo ist, teilweise oder vollständige Teilung der Embryonallage herbeigeführt werden kann. Zu ähnlichen Folgen kann aber vielleicht auch die mechanische Einwirkung der Amnionfäden führen. Damit wären wir wohl über die Ursachen unterrichtet, die bewirken, wann eine Doppelbildung eintritt, aber wir haben noch keine Erklärung gegeben, warum eine derartige symmetrische Doppelbildung zustande kommt.

Wenn wir uns ein Bild davon machen wollen, wie die Symmetrieverhältnisse bei den Doppelbildungen zustande kommen, werden wir dabei mit Vorteil von den Verhältnissen des Eies bei seiner Entwicklung ausgehen und uns zunächst fragen, was aus den einzelnen Eihälften wird, wenn dieselben nach der ersten Furchung, welche das Ei ja in zwei Blastomeren zerlegt, getrennt werden. Gerade in den letzten Jahren ist die Entwicklungsmechanik der Eier einen großen Schritt vorwärts gekommen. Man konnte in den meisten Fällen, namentlich an jenen Eiern, die keine allzu starke Dotterentwicklung aufweisen, so daß das Ei vollständig in zwei Blastomeren zerlegt wird, nachweisen, daß einem jeden Teil des Eies ein bestimmtes Schicksal und eine bestimmte prospektive Bedeutung im Laufe der normalen Entwicklung zukommt. Es fragt sich, welches diese Bedeutung ist? Um an dem Ei verschiedene Zonen unterscheiden zu können, aus denen verschiedene Körperregionen hervorgehen sollen, ist es notwendig über den Bau des unbefruchteten oder soeben befruchteten Eies klar zu werden. Lange Zeit stellte man sich das Ei als einen homogenen, indifferenzierten Körper vor, der die spätere Entwicklung nicht darum zustande bringt, weil verschiedene Zonen in ihm vorhanden sind, sondern als einen Körper, der durch einen unerklärlichen Prozeß die Entwicklung hervorbringt, wobei gleichgültig ist, welche bestimmten Teile wir ins Auge fassen. Dieser Anschauung der reinen Epigenesis steht eine noch ältere entgegen, wonach alle Teile des späteren Tieres schon im Ei vorgebildet sind und es ganz bestimmt ist, welche Teile des definitiven Körpers aus einem bestimmten Teil des Eies hervorgehen sollen. Aber sowohl diese letztere Präformationstheorie, als auch die erwähnte Epigenesistheorie haben sich als unstichhaltig erwiesen.

Wir müssen Schritt für Schritt an den Eiern verfolgen, was aus jedem einzelnen Teile werden kann. Das ist aber nicht immer dasselbe, was im Laufe der normalen Entwicklung aus einem Teile wird, sondern die prospektive Potenz kann größer sein und mehr umfassen, als das, was der betreffende Teil im Laufe der normalen Entwicklung erzeugt.

Ich will hier nicht näher auf diese Verhältnisse eingehen, sondern mich nur auf das beschränken, was uns für die Doppelbildungen von Interesse ist. Ganz im allgemeinen zeigt es sich, daß man an einem jeden Ei unterscheiden kann 1. eine sogenannte vegetative Hälfte und 2. eine animale Hälfte, in der sich meistens der Eikern befindet. Wird ein solches Ei der Entwicklung überlassen, so bemerkt man, daß aus der animalen Hälfte die Dorsalorgane, aus der vegetativen Hälfte die ventralen Teile des Tieres hervorgehen. Wir können demnach an einem Ei einen dorsalen und einen ventralen Pol unterscheiden und die Verbindungs-linie der beiden Pole ergibt die spätere Dorsoventralachse des Tieres. Wir können dann eine Stelle als den künftigen vorderen Pol des Tieres unterscheiden und diesem gegenüber, durch eine größte Achse getrennt, den hinteren Pol. Damit aber ist eine dritte Achse von selbst gegeben, welche die rechte und linke Seite miteinander verknüpft, ohne daß dazu eine besondere Differenzierung des Eies nötig wäre.

Es ist die Frage: was geschieht, wenn man das Ei längs einer dieser Achsen durch die Furchung in zwei vollständig voneinander ge-trennte Blastomeren zerlegt. Man sieht, daß man je nach der Achse, in der die Furchungsebene verläuft, drei Hauptteilungen unterscheiden kann. Wir können uns erstens vorstellen, daß die dorsale und ventrale Hälfte voneinander durch die erste Furchungsebene getrennt werden. Wir erhalten demnach als erste Teilprodukte eine dorsale und eine ventrale Blastomere. Es ist nun die Frage, was geschieht, wenn wir die normale Entwicklung nicht weiter verfolgen, sondern diese beiden Blastomeren vollständig voneinander trennen; was ist dann das Schicksal jeder dieser beiden Blastomeren. Es hat sich nun in allen ausgeführten Versuchen in übereinstimmender Weise ergeben, daß keine dieser beiden Blastomeren imstande ist, den normalen Embryo zu liefern. Es entwickelt sich aus der animalen Blastomere ein Embryo, dem die Ventralteile, und aus der vegetativen ein Embryo, dem die Dorsalteile fehlen. Beide Embryonen sind auf die Dauer nicht lebensfähig und zwar geht der Embryo, der aus der Ventralblastomere hervorgegangen ist, früher zugrunde, als der dorsale Embryo. Wir haben also eine vollkommene Trennung der dorsalen und ventralen Anlage herbeigeführt und sehen demnach, daß die prospektive Potenz dieser Blastomeren nicht größer ist als ihr Schicksal im normalen Laufe der Dinge; sie entwickeln nicht mehr, als was normalerweise aus ihnen hervorgegangen sein würde.

Der zweite Fall besteht in der Trennung des Eies durch eine frontale Furche, welche dasselbe in einen vorderen und hinteren Teil zerlegt. Wir bekommen demnach wieder zwei Blastomeren, von denen aber jede sowohl etwas von der dorsalen als auch ventralen Partie des Eies enthält. Verfolgen wir nun das Schicksal der beiden Blastomeren während der normalen Entwicklung weiter, so finden wir, daß aus der vorderen der Vorderteil des Tieres, aus der hinteren nur der rückwärtige Teil des Tieres entsteht. Trennen wir auf dem Zweizellenstadium aber die beiden Blastomeren vollständig voneinander, so ist nun jede Blastomere imstande, dorsale und ventrale Teile zu liefern. Es ist aber die Vorderhälfte außerdem noch fähig den Hinterteil, die Hinterhälfte fähig noch den Vorderteil zu produzieren, so daß also zwei vollständige Embryonen entstehen können, wenn es zwar nicht immer zu einer vollständigen Ausbildung des Vorderendes vom rückwärtigen Teilstück aus kommt. So sehen wir, daß also hier die Potenz der einzelnen Blastomeren größer ist, als man aus ihrem tatsächlichen Schicksal hätte schließen können. Wie man sich diesen Vorgang vorstellen kann, ist eine andere Frage. Am einfachsten ließe sich dieser Vorgang unter dem Bilde eines Magneten vorstellen; wenn wir einen solchen in der Mitte halbieren, so erhält das Teilstück mit dem Nordpol des Magneten einen neuen Südpol und umgekehrt das Teilstück mit dem Südpol einen neuen Nordpol. Es soll damit natürlich keine Erklärung des Verhältnisses am Ei gegeben sein, sondern nur damit gesagt sein, daß die Erscheinung, daß bei Trennung eines polar differenzierten Systems jedes Teilstück sich wieder ergänzt, auch im Bereiche der anorganischen Natur nicht ganz ohne Analogie ist; viel wahrscheinlicher sind besondere Stoffe für die vorderen und hinteren Partien notwendig und verteilen sich neu bei frontaler Halbierung.

Drittens können wir uns das Ei durch eine Ebene in zwei Hälften geteilt denken derart, daß eine rechte und eine linke Hälfte entsteht.

Es fehlt also in diesem Fall jeder Hälfte die entgegengesetzte Körperseite. Beide Hälften haben aber etwas vom vorderen Pol und etwas vom
hinteren Pol, sowie einen dorsalen und einen ventralen Anteil. In allen
Versuchen hat es sich herausgestellt, daß dieser Fall zu vollkommener
Zwillingsbildung führt. Die rechte Partie hat eine neue linke Hälfte,
die linke eine neue rechte Hälfte vollkommen ersetzt.

Das interessante an diesem Fall ist nun, daß sich daraus ohne weiteres
das Verhältnis ableitet, in welchem die Partner bei den symmetrischen
Doppelbildungen in der ganzen Tierreihe (und wo sie beobachtet wurden
auch im Pflanzenreiche) stehen. Wir sehen hier zunächst ein Katzen-
Präparat, welche das typische Verhalten der symmetrischen Doppelbildungen demonstrieren soll. Es ist ja ohne weiteres klar, daß eine
Katze mit zwei derartig verwachsenen Köpfen nicht im späteren Leben
zustande gekommen sein kann, daß sie ja gleich nach der Geburt
konserviert wurde. Die verdoppelten Teile stehen in einem Symmetrieverhältnis zueinander, derart, daß beim rechten Teil der linke und
beim linken der rechte zugebildet erscheint. Außerdem bemerkt man
eine Drehung der verdoppelten Teile zueinander, was häufig auch bei
den Eiversuchen beobachtet wurde.

Nun werden Sie fragen, warum erscheint denn gerade nur dieser Fall
der sagittalen Längsteilung bei den Doppelbildungen verwirklicht?
Demgegenüber ist zu antworten, daß dies tatsächlich auch nicht der
einzige Fall ist; sondern um diesen Fall handelt es sich nur bei den
symmetrischen Doppelbildungen. Wir haben aber noch den anderen
Fall der nicht symmetrischen Doppelbildungen zu unterscheiden. Solche
Fälle kommen öfters vor. So kommen bei den Wirbeltieren Verdoppe-
lungen des Hinterleibes vor, wobei aber die beiden Hinterleiber nicht
symmetrisch nebeneinander, sondern hintereinander gelegen sind. Dieser
Fall entspricht unserem zweiten Schema. Man könnte fragen, warum
erzeugt aber der zweite Teil nicht gleichfalls ein Vorderende? Darauf
ist zu antworten, daß viel leichter ein Hinterende von seiten des Vorderendes regeneriert wird, als umgekehrt.

Es bleibt uns aber noch ein Fall übrig, nämlich jener, wo die dorsale
und ventrale Anlage voneinander getrennt sind. Warum gibt es solche
diesem Fall entsprechende Mißbildungen nicht? Nun gibt es wahrschein-

lich auch solche Bildungen, nur ist deren Lebensfähigkeit eine sehr beschränkte, da ja wichtige Organe beiden Teilen fehlen; und das ist der
Grund, warum diese Bildungen einer Weiterentwicklung nicht fähig sind.

Wenn wir von diesen Doppelbildungen übergehen zu jenen Doppelbildungen, von denen wir nicht anzunehmen brauchen, daß sie im Embryonalleben entstanden sind, so finden wir ganz analoge Verhältnisse.
Versuchen wir bei einem Tiere die ventrale Hälfte von der dorsalen
zu trennen, so hat es sich übereinstimmend gezeigt, daß ein derartiger
Vorgang nicht zu vollständiger Regeneration führt. Es ist die eine
ventrale oder dorsale Hälfte z. B. nicht imstande, die Nerven zu ersetzen,
die der anderen Hälfte zukommen. Wenn wir dagegen ein Tier der
Quere nach halbieren und es am Leben erhalten können, dann finden
wir, daß das Vorderende ein neues Hinterende nachzubilden vermag
und desgleichen häufig auch das Hinterende ein neues Vorderende. Aber
wieder sehen wir, daß oft diese Fähigkeit nicht gleichmäßig verteilt ist,
sondern daß das Hinterende von einer bestimmten Stelle an kein neues
Vorderende mehr zu erzeugen vermag. Endlich finden wir auch Beispiele
für den dritten Fall, der Längsteilung in eine rechte und linke Hälfte; es
findet dann vollkommene Regeneration statt und wir erhalten ganz analog den entsprechenden Fällen bei Embryonen Doppelbildungen. Das
wäre das Wichtigste über die Ableitung dieser Doppelbildungen, aus dem
wir jetzt entnehmen können, daß die symmetrische Stellung keine zufäl-
lige ist, sondern auf die durch Versuche klargestellten Verhältnisse zurückzuführen ist. Die rechte und die linke Körperhälfte haben sich nicht
verschieden voneinander erwiesen, abgesehen von ihrer Stellung. Man
mag einwenden: es gibt aber asymmetrische Tiere und wir sind selbst solche.
Darauf möchte ich antworten, daß dies meistens nur untergeordnete
sekundäre Verlagerungen sind. Ferner ist eine ausgesprochene Recht-
seitigkeit nicht zu verwechseln mit der mangelnden Bildung einer linken
Seite, sondern beide Seiten erscheinen angelegt und beide Seiten besitzen
alle Teile.

Denken wir uns einen Kristall, so können wir an ihm entsprechend
den Achsen eine rechte und linke Seite unterscheiden. Beide Seiten
können morphologisch gleich ausgebildet sein. Es kann aber, trotzdem
beide Seiten die gleiche chemische Beschaffenheit aufweisen, der Kristall

rechtsdrehend sein, welche Eigenschaft aber sich im ganzen Kristall findet. Wir können deshalb, ganz analog dem Kristall, bei den Tieren die Annahme machen, daß es sich bei der Asymmetrie der Tiere nicht um die Eigenschaft einer Hälfte, sondern um eine Eigenschaft des ganzen Tieres handelt.

Wir kommen nun zu einer zweiten Gruppe von Mehrfachbildungen, die ebenfalls durch die Symmetrie von zwei Anhängen ausgezeichnet sind, wobei aber beide überzählige Bildungen darstellen, so daß jetzt keine Verdoppelung, sondern eine Verdreifachung einer bestimmten Körperpartie eingetreten ist, indem neben der normalen Ausbildung eines Gliedes oder Körperteils noch eine überzählige Bildung hinzugekommen ist, die selbst aus einer symmetrischen Verdoppelung desselben Organs besteht. Wir wollen einige Beispiele von solchen Dreifachbildungen besprechen und zwar zunächst eine Krabbe, welche an der einen Schere das letzte Glied, den sog. Daktylopoditen verdreifacht besitzt. Die zwei überzähligen Bildungen stehen in einem einfachen Symmetrieverhältnis. Wir haben den normalen Daktylopoditen (I), ferner einen, der mit diesem in einem spiegelbildlichen Symmetrieverhältnis steht (II), und einen dritten, der wiederum zum zweiten symmetrisch gestellt ist (III), aber nicht zum ersten mehr in einem spiegelbildlichen Symmetrieverhältnis steht, sondern die gleiche Symmetrie wie dieser besitzt. Ganz die gleichen Verhältnisse finden wir weiters auch bei den tracheaten Arthropoden, namentlich an den Fühlern und Beinen der Insekten, wie z. B. eines Schneekäfers, der eine Verdreifachung des Fühlers zeigt. Wir finden Dreifachbildungen an den Schwänzen der Eidechsen. Oft beobachten wir am Schwanz einer Eidechse eine Dreifachbildung, die aber den Anschein einer Doppelbildung hat, da die beiden überzähligen Bildungen in einer gemeinsamen Haut stecken. Bei einer *Pelobates*-Kröte finden wir eine Dreifachbildung des Hinterbeines, wieder in der typischen Anordnung: ein Bein in normaler Symmetrie, daneben ein Bein, welches die gleiche Symmetrie hat, und dazwischen geschaltet ein Bein von entgegengesetzter Symmetrie. Auch bei den höheren Wirbeltieren kommen Dreifachbildungen vor; so sehen wir hier ein Hühnchen mit einem dreifachen Bein und die Photographie eines Stieres, der das rechte Vorderbein verdreifacht hat, indem zwei überzählige Gliedmaßen aus der Schulter des Tieres hervorwachsen.

Es ist nun die Frage, worauf diese merkwürdigen und immer wieder-
kehrenden Verhältnisse zurückzuführen sind. Diese typischen Dreifachbildungen, die wir aus einem sogleich zu erörternden Grunde als Bruchdreifachbildungen bezeichnen, sind schon älteren Forschern aufgefallen.
So hat zu Beginn des vorigen Jahrhunderts Assmus auf die merkwürdigen Symmetrieverhältnisse dieser Bildungen bei Käfern aufmerksam
gemacht. Man kannte aber erst nur wenige Fälle, und es ist das Verdienst von Bateson in seinem Buche »Studies for the materials of
variation«, eine große Anzahl von solchen Bruchdreifachbildungen
gesammelt und sie in bezug auf ihre Symmetrieverhältnisse genau
analysiert zu haben. Bateson hat daraus dann die folgenden Regeln
für diese Dreifachbildungen abgeleitet, die er fast durchgehends bestätigt fand:

1. Wenn an einem Tier eine Verdreifachung eines Körperteils vorkommt, so liegen alle drei Teile dieses Organs in einer Ebene. (Also es
kommt z. B. nicht vor, daß zwei Äste in einer Ebene liegen würden und
der dritte aus dieser Ebene herausgedreht wäre.)

2. Die drei Äste einer Dreifachbildung stehen untereinander in einem
solchen Symmetrieverhältnis, daß immer die zwei einander zunächst-
stehenden Äste im Verhältnisse einer spiegelbildlichen Symmetrie
stehen.

3. Aus diesen beiden Regeln folgt als dritte, daß die Äste I und III
nicht in dem Verhältnis einer spiegelbildlichen Symmetrie stehen können,
sondern daß sie beide die gleiche Symmetrie aufweisen müssen.

Diese Regeln geben uns zwar einen guten Überblick über die Morphologie dieser Mißbildungen, sie geben uns aber keinen Anhaltspunkt
über deren Entstehungsweise und die Ursache ihres relativ häufigen
Vorkommens. Bateson selbst war weit davon entfernt, diesen Ursachen näher zu kommen und zwar deshalb, weil er diese Mißbildungen
als beginnende Variationen ansah. Er stellte sich vor, daß ein Tier durch
eine plötzliche Keimesvariation an Stelle eines Gliedes mehrere erzeuge
und es auf diese Art im Laufe der Phylogenese zu einer Vermehrung der
betreffenden Gliedmaßen gekommen sei.

Von einem ganz anderen Standpunkt aus ist die experimentelle
Morphologie zur Erklärung der Dreifachbildungen gekommen. Schon

Forscher am Ende des 18. Jahrhunderts hatten beobachtet, daß es bei der Regeneration nicht immer zur einfachen Wiederholung der verlorenen Gliedmaßen kommt, sondern mehrere Glieder an der Stelle der Verletzung hervorwachsen. Und ebenso, wie man beobachtet hat, daß bei Spaltung der Anlage eine Doppelbildung hervorsproßt, ebenso hat man beobachtet, daß nach queren Einrissen eine Dreifachbildung resultiert. In neuerer Zeit war es namentlich Tornier, der durch eine sehr geschickte Versuchsanordnung die Tiere gezwungen hat, künstliche Dreifachbildungen hervorzubringen, indem er die Glieder künstlich in bestimmter Weise eingeschnitten oder gebrochen hat. Von ihm stammen die besten Vesuche über die Verdreifachung des Eidechsenschwanzes, die Verdreifachung der Hinterbeine von *Pelobates fuscus* u. a. m.

Tornier hat ferner das Verdienst, diese Untersuchung der überzähligen Extremitäten zurückgeführt zu haben auf die mechanische Inanspruchnahme eines Gliedes, welches einem Bruch ausgesetzt wird. Er nennt dieses Verfahren, die formale Genese zu bestimmen, biotechnische Anschauungsweise, da es ähnlich ist den technischen Betrachtungen, sagen wir z. B. bei Belastung eines Eisenstabes, wobei wir bestimmen wollen, an welcher Stelle ein Bruch eintreten wird, wo die Zug- und Drucklinien verlaufen usw.

Stellen wir uns einen einfachen Stab vor, auf den eine Kraft einwirkt, die bestrebt ist, die Spitze des Stabes wegzureißen, so erhalten wir einen Bruch, der darauf beruht, daß auf der einen Seite eine zu starke Dehnung, auf der anderen ein zu starkes Zusammenpressen der Teilchen erfolgt; die Kohäsion ist nicht mehr imstande, den Zusammenhang der Teilchen zu erhalten und es erfolgt ein Reißen der gedehnten Partien, während die zusammengepreßten aneinander haften bleiben. Ist diese einwirkende Kraft nicht durch ein stumpfes Werkzeug bewirkt, sondern handelt es sich etwa um ein einfallendes Messer, so haben wir ein vollkommenes Modell eines Bruches an einem organischen Substrat, welches darin gipfelt, daß wir einen offenen klaffenden Bruch erzeugen, und wir können nun drei Bruchflächen unterscheiden, und zwar eine an der Spitze des Gliedes und zwei an der Bruchstelle. Wir haben nun drei Bruchflächen, an denen ein Wachstum ermöglicht ist dadurch, daß der Zusammenhang mit den normalerweise dort befindlichen Zellen aufgehoben ist, und bei allen jenen Tieren oder Entwicklungsstadien, welche imstande sind überhaupt etwas zu erzeugen, wächst jetzt aus jeder dieser Bruchflächen eine neue Spitze hervor, die senkrecht zur Wundfläche steht. Diese Regel, daß zu jeder Wundfläche das Regenerat senkrecht wächst, wurde von Barfurth auf Grund von Experimenten, die sich auf die Schwanzregeneration von Kaulquappen bezogen, aufgestellt und hat im ganzen Tierreiche Gültigkeit. Wir haben also durch die Torniersche »biotechnische« Betrachtungsweise, sowie durch die Barfurthsche Regel, die formale Erklärung gegeben für die Entstehung von drei Bildungen, wenn ein Glied in der Quere gebrochen wurde. Aber Sie werden mir sagen, daß damit noch keine Erklärung der Symmetrieverhältnisse gegeben ist, welche nach Bateson in diesen Bruchdreifachbildungen sich immer offenbaren. Erinnern wir uns nun an das über die Potenzen eines tierischen Eies Gesagte. Wir haben gesehen, daß aus der dorsalen Hälfte eines Tieres nicht ohne weiteres die Ventralteile und umgekehrt hervorgehen können. Wenn also irgendwo eine dorsale Fläche unterbrochen wird und sie soll nochmals eine Fläche hervorbringen, so bringt sie nur eine dorsale Fläche hervor. Dasselbe gilt für die ventrale Fläche. Ebenso ist es bis zu einem gewissen Grade mit dem Vorder- und Hinterrand eines Teils. Aus einem Schema können wir mit Leichtigkeit die vollkommene Erklärung für die formale Entstehung dieser Symmetrieverhältnisse ersehen.

Das Schema stelle ein Glied des Körpers vor, und zwar möge die Dorsalseite durch schraffierte Streifen ausgezeichnet sein; eine stark gezeichnete Kontur markiere den Vorderrand. Vom Vorderrand aus führen wir einen Bruch aus (Schema I). Es wächst nun aus jeder dieser Flächen eine Anlage, deren dorsale Teile mit den dorsalen Teilen der Anlage in Verbindung stehen. Wir bekommen aber auch an der Fläche, wo die Spitze abgebrochen wurde, eine Verlängerung, so daß diese in spiegelbildlicher Symmetrie zur Anlage II steht. II ist wiederum zu III spiegelbildlich symmetrisch. Analoges gilt für den Fall, wo der Schnitt vom dorsalen Rand ausgeführt wurde (Schema II).

Sie sehen also, daß, wenn wir das, was wir von den Potenzen der einzelnen Körperteile schon wissen, auf die Bruchdreifachbildungen übertragen, wir dann die formale Genese dieser Bildungen vollständig erhalten. Wir erhalten aber noch nicht die kausale Genese. Dazu bedarf es einer weiteren Erläuterung. Es wird niemanden auffallen, daß die Anhänge I und III in derselben Richtung weiterwachsen. Nicht ohne weiteres ist aber das Wachstum des Anhanges II verständlich, denn hier wollte man eigentlich erwarten, daß daraus das wachsen sollte, was proximal von der Gliedmaße liegt, nämlich der Körper oder ein Teil des Körpers.

Ehe wir diese Frage für den Fall der Bruchdreifachbildungen erläutern, möchte ich darauf hinweisen, daß diese Ableitung überhaupt geknüpft ist an die Voraussetzung eines wirklichen Eintretens einer Bruchdreifachbildung. Es gibt nämlich Fälle, in denen tatsächlich nach dem Bruch eines Organs nicht eine Bruchdreifachbildung eintritt, sondern an der distalen Fläche ein anderes Gebilde erzeugt wird, als die übrigen beiden Flächen erzeugen. Dieser Fall, daß nicht drei gleiche, sondern bloß zwei gleiche Organe und ein diesem unähnliches drittes Organ erzeugt werden, tritt dann ein, wenn die Verletzung in einer totipotenten Region des Körpers stattfand, d. i. einer Region, welche imstande ist, noch sämtliche Teile des Körpers bzw. des verletzten Gliedes zu erzeugen. Wenn wir eine Planarie nehmen, welche ein bestimmtes Vorder- und ein bestimmtes Schwanzende aufweist und wir fügen derselben in der Querachse einen Bruch zu, in der Art, daß wir zwei Bruchflächen erhalten, und reißen wir zugleich den Schwanz ab, so erhalten wir drei Regenerate, von denen das am Schwanzende, sowie das von der proximalen Bruchfläche (a) wieder einen Schwanz darstellt. Von der Bruchfläche aber die mit ihrer Richtung gegen den Kopf orientiert ist, so erhalten wir keinen Schwanz, sondern einen Kopf. Die Ursache für diese Erscheinung ist darin gelegen, daß das mittlere Stück der Planarie imstande ist nach vorn einen Kopf und nach hinten einen Schwanz zu erzeugen. Davon kann man sich leicht überzeugen, wenn man ein Mittelstück herausschneidet, was sich dann zu einem vollständigen Tiere ergänzt. Dies sind also totipotente Stücke. Man könnte aber sagen, die Bezeichnung totipotent sei ein bloßes Wortspiel, eine Umschreibung der vorliegenden Tatsache. Wir müssen daher den Nachweis führen, daß Stücke geringerer Potenz nicht mehr das Ganze hervorbringen können. Führen wir einen Schnitt in den hinteren Regionen des Körpers und lassen wir also die Schwanzspitze regenerieren, so erhalten wir nach vorn keinen Kopf mehr, sondern gleichfalls einen Schwanz. Ebenso in der vorderen Körperregion, wenn wir z. B. einen Schnitt vor den· Augen führen. In diesem Falle wird nach hinten ein zweiter Kopf erzeugt. Damit ist also der Nachweis erbracht, daß es auch an der Planarie Regionen gibt, die nicht totipotent sind. Und in einem solchen Fall kommt es an den Bruchflächen zu einer Dreifachbildung. Wir erhalten also, wenn wir in der Nähe der Augen einen Einschnitt in den Kopf machen, eine aus drei Köpfen bestehende Bildung.

Übertragen wir die bei den Planarien gewonnenen Gesichtspunkte auf die anderen Dreifachbildungen an den Gliedern der Tiere, so können wir die Voraussetzung machen, daß diese Organe nicht totipotent sind. Es ist also z. B. ein Bein imstande, den distalen Teil bis zur Spitze zu regenerieren, es ist aber nicht mehr der Unterschenkel imstande einen neuen Oberschenkel zu bilden usw. Wir kommen also hier auf eine Regel, die in der Regenerationslehre und auch sonst festgestellt wurde, daß der proximale Teil immer imstande ist, den distalen Teil zu ersetzen, aber nicht umgekehrt. Und je höher wir in der Tierreihe emporsteigen, um so weniger ist die Fähigkeit ausgebildet, daß distale Teile aus proximalen ersetzt werden. Schneiden wir hier aus einem *Triton*-Bein ein Kniestück heraus und implantieren es in den Tierkörper, so finden wir, daß auch in diesem Fall die Fähigkeit bestehen kann, von der proximalen und von der distalen Bruchstelle zu regenerieren, aber es wird nach beiden Seiten der distale Teil erzeugt. Somit hätten wir die zweite Kausa für das Entstehen zur Längsachse verkehrt gestellter Teile ermittelt.

Die erste Kausa für die Erzeugung der Dreifachbildungen war die Erscheinung, daß jeder dorsale Teil nur einen dorsalen, jeder ventrale nur einen ventralen Teil usw. erzeugt; die zweite bestand in der Tatsache, daß nur distale Teile erzeugt werden. Wir müssen noch die Ursache aufweisen, warum an einer freigelegten Fläche das Wachstum sich umzukehren vermag, wenn dies zu einer Bildung notwendig ist. Wir können hier wieder auf in der Embryogenese bekannt gewordene Tatsachen zurückgreifen. Stellen wir uns wieder eine Eizelle vor. Wir wollen aber jetzt nicht nur die Teilung der Zellen allein, sondern auch die dabei auftretenden Kernwanderungen berücksichtigen. Wenn wir, wie bis jetzt, in Bausch und Bogen von dorsalen und ventralen Teilen gesprochen haben, so dürfen wir ja nicht vergessen, daß diese Teile ja alle wieder aus einzelnen Zellen bestehen, und daß durch das Wachstum der Zellen in letzter Linie Regeneration und embryonale Entwicklung zustande kommt. Das Wachstum der Zellen wird durch die Kernteilung eingeleitet, und diese ist zum größten Teil mitotisch, d. h. es werden im Kern gewisse Kernschleifen sichtbar, die sich in bestimmter Weise ordnen, von sog. achromatischen Fäden auseinandergezogen werden und nun gegen zwei vorhergebildete Pole in zwei Kerne zerfallen. Hierauf erfolgt die Teilung des Cytoplasmas. Wiederholt sich der Vorgang öfters, so erhalten wir ein vierzelliges Gebilde, wie es sich im ganzen Tierreiche, die Einzelligen ausgenommen, findet. Es ist nun die Frage, wie und nach welcher Richtung findet die Teilung der Zellen statt. Es ist schon von O. Hertwig hervorgehoben worden, daß sich die auftretenden Kernspindeln nach der verschiedenen Druckbeanspruchung orientieren, indem sie sich parallel zu dem größten auf der Zelle lastenden Druck einstellen. Damit wäre aber eine Erklärung der Richtung der Zellteilung nicht gegeben. Eine solche erhalten wir durch die Darlegungen von Zur Strassen. Nach den Angaben von Zur Strassen erfolgt nach der Kernteilung eine Wanderung der beiden Kerne, so daß sich jeder Kern unter die Mitte einer freien, äußeren Zelloberfläche einstellt. Davon ausgehend gelangen wir zu folgendem Verhältnis: Zunächst teilt sich der Kern in zwei Teile. Es entstehen zwei Zellen, in deren Mittelpunkt sich je ein Kern befindet. In dieser Stellung bleiben aber die Kerne nicht bestehen, sondern sie werden sich jetzt unter die Mitte jener Zellenoberfläche stellen, die als freie zu bezeichnen ist. Ebenso verhält es sich bei der nächsten Teilung. Dadurch wird bedingt, daß immer die nächstfolgende Zellteilung in bestimmter Richtung orientiert ist. Wir gelangen schließlich zu einer Anordnung von annähernd parallelen Zellen, also zu einer Anordnung, wie sie in irgendeinem Epithelverband realisiert ist. In einem solchen Verband können die Kerne nicht weit auseinander rücken; sie werden sich in einer geraden Linie anordnen. Wir erhalten also eine solche Anordnung der Zellen, in der die Richtungen gegeben sind, in der die Zellen sich weiter teilen.

Kehren wir zurück zu den Verhältnissen bei den Bruchdreifachbildungen und nehmen wir zunächst an, es sei bloß die Spitze eines Organs entfernt worden. Die Kerne werden sich an die freie Oberfläche begeben und die weitere Folge werden Zellteilungen sein, die schließlich zur Wiedererzeugung der Spitze führen. Stellen wir uns nun einen Bruch vor, so weist die eine Bruchfläche, welche distalwärts sieht, die gleichen Verhältnisse auf, wie sie soeben besprochen wurden: es ist demnach auch die resultierende Wachstumsrichtung dieselbe. Wir haben aber noch eine zweite Bruchfläche. Durch diese ist die Möglichkeit gegeben, daß die Kerne sich in der entgegengesetzten Richtung drehen, indem die freie Fläche sich nach der entgegengesetzen Richtung gewendet befindet. Die Kerne werden sich in die entgegengesetzte Richtung einstellen und wir haben damit die dritte Ursache gegeben, indem immer dort, wo eine proximal gewendete Bruchfläche entsteht, das Wachszum sich umkehren können wird, da die Wanderung der Kerne infolge der vorhandenen freien Oberfläche entgegengesetzt gerichtet ist und so ein Wachstum in dieser Richtung ermöglicht. Mit dieser dritten Ursache haben wir das Wesen der Bruchdreifachbildungen erschöpft. Warum es natürlich zu einer Regeneration überhaupt kommt, gehört eigentlich nicht in die Mißbildungslehre, sondern in die Regenerationslehre. Wir können aber schon aus den Darlegungen der verschiedenen Potenzen der Tierteile schließen, daß es sich um Bedingungen handelt, die in dem betreffenden Teil des Tieres selbst gelegen sind. Hingegen dürften äußere Faktoren, den O_2-Gehalt ausgenommen, keine große Rolle spielen. Es wäre leicht möglich, daß die Regeneration infolge des Sauerstoffzutritts zustande kommt. Jedoch spricht dagegen die Tatsache, daß es selbst bei Transplantation eines Stückes unter die Haut trotz geringer Zufuhr, trotzdem zu einer Regeneration kommt. Damit hätten wir das etwas schwierige Gebiet der Dreifachbildungen erledigt.

c) Hyperdosis.

Wir haben uns nun zu beschäftigen mit der Gruppe der Hyperdosis, nämlich mit jenen Fällen, in welchen der Exzeß darin besteht, daß eine bestimmte Partie der Körperorgane, gewöhnlich aber ein ganzes Organsystem, eine stärkere Ausbildung erfährt, als es normalerweise der Fall ist.

Im Anschluß an die Exzeßbildungen, welche wir soeben besprochen haben, in denen ein bestimmter Körperteil in einer Mehrzahl aufgetreten war, möchte ich zunächst hinweisen auf ähnliche Fälle, die zwar zur Hyperdosis zu stellen sind, welche man aber auch mit fast demselben Rechte unter die Fälle der Duplizität oder Pluralität rechnen könnte. Es kommt nämlich vor, daß Gliedmaßen, die in der Regel eine bestimmte Anzahl von Fingern oder Zehen aufweisen, bei gewissen Individuen oder auch Rassen derselben Tierart mit einer größeren Anzahl von Zehen auftreten. Dieser Fall unterscheidet sich von den echten Fällen der Verdoppelung dadurch, daß es sich hier nicht um die Verdoppelung einer bestimmten zusammenhängenden Körperregion handelt, sondern daß z. B. an allen vier Extremitäten eine Vermehrung der Zehen oder an beiden Hintergliedmaßen eine Verdoppelung der Zehen eingetreten ist, obwohl die Hintergliedmaßen selbst keine Verdoppelung aufweisen. Solche Fälle treten bei Hühnern, Hunden, gelegentlich auch bei Menschen auf. Man bezeichnet derartige Zehen, welche in einer überzähligen Anzahl vorhanden sind, als Extrazehen. Bezüglich ihrer Stellung zu den übrigen Zehen, ist zu bemerken, daß sie, wenigstens in der Regel, nicht mehr den Symmetrieregeln folgen, die wir für die Verdoppelung einzelner Organe oder Organkomplexe kennen gelernt haben. An Stelle des kleinen Fingers können zwei kleine Finger stehen, die aber nicht im Verhältnis der sekundären Symmetrie zueinander stehen, sondern sie stehen nebeneinander. Hierdurch unterscheiden sich diese Fälle von jenen, die wir unter die Pluralität eingereiht haben; sie sind aber auch im Gegensatz zu den eigentlichen Mehrfachbildungen erblich. Ebenso wie die Vermehrung der Zehen können wir zur Hyperdosis auch die Vermehrung der Haare rechnen, wie sie an den bekannten Pudelmenschen, an den Pferden mit außerordentlich verlängerten Haaren, an den japanischen Hühnern mit den exzessiv verlängerten Schwänzen vorkommt. Meist handelt es sich auch hier um Charaktere, die erblich fixiert werden können. Hierher können wir ferner rechnen die Verlängerung der Siphonen bei der sog. »Varietas macrosiphonica« der gemeinen Seescheide (*Ciona intestinalis*). Dieser Fall ist auch dadurch interessant, daß man die Form durch Abschneiden der Siphonen künstlich hervorrufen kann.

Ferner möchte ich dazurechnen das Auftreten exzessiver Pigmentierungen. Gewöhnlich ist das Pigment in der Oberhaut der Tiere eingelagert, und es ist in unserem Falle, im Gegensatz zum Albinismus, vermehrt. Eine solche vermehrte Pigmentierung tritt uns bei vielen der als Nigrinos bezeichneten Tierarten auf, nicht bei allen, so z. B. bei der schwarzen Spielart der Wanderratte handelt es sich um die Absenz eines Charakters, nämlich der Abwesenheit der gelben Ringelung. In anderen Fällen handelt es sich aber tatsächlich um die Vermehrung des schwarzen Pigmentes.

Abnorme schwarze Pigmentierung wurde bei Insekten gefunden und durch Kälteeinwirkung künstlich erzeugt. Auch bei Eidechsen finden wir Nigrinos. Wir haben die Ursachen für diese Schwarzfärbung in den letzten Jahren kennen gelernt, und zwar wirken hier mehrere äußere Faktoren zusammen, wie Hitze, Ernährungs- und Feuchtigkeitsverhältnisse. Damit stimmt auch überein, daß die im Freien sich vorfindenden Nigrinos von Eidechsen an bestimmten Lokalitäten vorkommen, z. B. auf den adriatischen Inseln.

Es ist nicht immer leicht, die Erscheinung der Hyperdosis genau abzugrenzen gegen die qualitative Veränderung eines Merkmals oder Organsystems, wo nicht ein Exzeß einer bestimmten Ausbildung vorliegt, sondern eine andersartige Gestaltung resultiert. Ein solcher Fall liegt beispielweise bei den Stachelschweinmenschen vor, d. h. Individuen, die eine übermäßige Verhornung der Haarpapille aufweisen. Man kann dies als eine Exzeßbildung betrachten; man könnte dies aber auch als qualitative Veränderung auffassen, möglicherweise bedingt durch ganz verschiedene chemische Funktionen der Haarpapillen. In diesem Falle dürfte man diese Erscheinung nicht zu der Hyperdosis rechnen, sondern zu den „Monstra alienantia".

d) Progenese.

Wir haben nun die vierte Gruppe der Exzeßbildungen zu besprechen, die Progenese. Unter Progenese verstehen wir die vorzeitige Entwicklung und Ausbildung von Organen, die bei den normalen Tieren erst auf einem späteren Stadium der Entwicklung, namentlich im Alter normaler

Geschlechtsreife, auftreten sollen. Diese Erscheinung der Progenese ist ein Gegenstück der Erscheinung der Neotenie, bei der umgekehrt bestimmte Charaktere, die in einem gewissen Stadium auftreten sollen, noch nicht in Erscheinung getreten sind.

Fälle von Progenese sind zwar im Tierreiche in den meisten Gruppen anführbar, aber nicht allzu häufig. Am häufigsten zeigen Insekten diese Erscheinung. Am typischsten sind jene Fälle, in welchen die Geschlechtsreife im Larven- oder Puppenstadium auftritt. Man kann die Progenese nicht immer leicht unterscheiden von der als Neotenie bezeichneten Erscheinung, z. B. beim Axolotl. Es handelt sich hier lediglich um die Zeit der Einhaltung der Geschlechtsreife. Wenn wir ein Axolotl vor uns haben und dasselbe nach jahrelangem Aufenthalt im Wasser als Larve geschlechtsreif wird, so fassen wir das als Neotenie auf, weil die Geschlechtsreife der Zeit nach nicht Schritt gehalten hat mit der übrigen Entwicklung. Wenn hingegen eine Mückenlarve geschlechtsreif wird, dies aber nicht in einem späteren Zeitpunkt eintritt, sondern zu einer Zeit, wo die Mückenlarve sich noch nicht verwandelt hat, so sprechen wir von Progenese. Die Geschlechtsreife ist zu früh eingetreten. · Solche Fälle von geschlechtsreifen Larven sind bei manchen Mückenarten ziemlich allgemein. Bei *Chironomus* werden die Eier im Frühling manchmal schon von der Puppe abgelegt. Bei den Larven der Stechmücke (*Culex*) konnte (durch Kellog) festgestellt werden, daß sie 4 Monate als Larven leben, mitunter aber nur 3 Wochen bis zur Verpuppung brauchen. Auch die Gallwespen weisen eine sog. Pädogenese auf, indem einige Individuen schon als Larven geschlechtsreif werden. Nicht immer wird bei den progenetischen Individuen, also solchen, welche spätere Entwicklungsstadien antizipieren, auch die Geschlechtsreife wirklich erreicht. Außer den Geschlechtscharakteren können ja auch andere Charaktere frühzeitig auftreten. Wiederum finden wir bei den Insekten dafür interessante Fälle. Es ist dies die Entwicklung von Flügelansätzen an den Larven. Normalerweise sind die Insektenlarven nicht geflügelt, wenigstens stehen die Anlagen nicht vom Körper weg. Bei manchen Insekten mit vollkomener Verwandlung kommt es vor, daß einzelne Individuen Flügelansätze schon als Larven entwickeln. Es sind dies Beobachtungen, die namentlich am Seidenspinner und am

Mehlwurm gemacht wurden. Wir sehen hier einen Mehlwurm, der zu beiden Seiten des mittleren und hinteren Thorax ein paar wohl entwickelte Flügelansätze enthält, wenngleich sie auch nicht schon die definitive Form zeigen. Die Ursache für eine solche vorzeitige Ausbildung der Flügel scheint namentlich in Temperaturbedingungen zu liegen, indem eine erhöhte Temperatur das Auftreten progenetischer Flügel erleichtert oder begünstigt. Es ist beobachtet worden, daß Schmetterlinge sich nicht verpuppten, sondern aus dem letzten Larvenstadium als kleine, mit rudimentären Flügeln ausgestaltete Schmetterlinge ausgeschlüpft sind. Hierbei dürfte auch die Geschlechtsreife erlangt worden sein, wenn dies auch nicht speziell untersucht wurde. Progenetische Erscheinungen finden sich nicht nur bei den Arthropoden, sondern auch bei anderen Tierklassen und auch bei den Wirbeltieren und selbst beim Menschen. So können Kinder eine frühzeitige Entwicklung der Geschlechtsorgane aufweisen und die mit der Entwicklung der Geschlechtsorgane verknüpfte Ausbildung anderer Merkmale, wie Behaarung usw., besitzen.

Die Ursachen hierfür liegen häufig in Erkrankungen der Nebennieren, der Thymus und der Hypophyse und ähnlicher Organe. Jedoch ist ein derartiger Zusammenhang nicht immer nachweisbar, und es ist daher gerechtfertigt, diese Fälle auch hier zu erwähnen. Wir sehen hier die Abbildung eines Knaben, der mit $5^3/_4$ Jahren die Geschlechtsreife erlangte. Es ist sogar auch die Funktion der Geschlechtsorgane in diesen Stadien konstatiert worden, und zwar am frühesten bei Knaben mit 2 Jahren und bei Mädchen mit 8 Jahren. Progenese läßt sich bei vielen Tieren durch Anwendung höherer Temperaturen erzielen. Jedoch ist diese Art der Progenese, in der die Tiere in einer kürzeren Zeit die Geschlechtsreife erlangen, nicht unter die Mißbildungen einzureihen, sondern diese Unterschiede entsprechen den Unterschieden, wie wir sie bei Lokalrassen finden. So erlangen in südlichen Klimaten lebende Menschen und Tiere früher die Geschlechtsreife, als nördlich lebende Tiere und Völker; dies gehört aber nicht in die Mißbildungslehre, und es ist hier ganz willkürlich, welchen Fall wir als normal bezeichnen wollen.

e) Gigantismus.

Bevor wir die Besprechung der Exzeßbildungen abschließen, haben wir noch die fünfte Gruppe derselben zu besprechen: den Riesenwuchs oder Gigantismus, der der analogen Gruppe des Nanismus bei den Defektbildungen entspricht. In bezug auf die Kasuistik sei wieder einiges aus den verschiedenen Tiergruppen angeführt. Riesenwuchs finden wir schon bei den Infusorien, indem Individuen auftreten können, welche die anderen bedeutend an Größe übertreffen. Die Entstehung solcher Individuen kann auf verschiedene Weise zustande kommen; einmal dadurch, daß eine Teilung eines Tieres unterbleibt, oder aber auch, daß Verschmelzung von zwei Individuen zustande kommt. Auch hier ist es häufig schwierig, die Mißbildungen von etwaigen Rassen zu unterscheiden. Bei den Infusorien hat man sich speziell Mühe gegeben, die einzelnen Größenrassen zu isolieren. Innerhalb dieser Größenrassen gibt es dann noch Unterschiede, welche nicht erblich festgehalten werden, so daß man dann von wirklichen Mißbildungen sprechen kann.

Wir finden ferner den Riesenwuchs bei den Arthropoden, und zwar kann dieser auch bei künstlichen Bedingungen auftreten; so vermögen wir durch bestimmtes Futter die Größe des Schwammspinners hinaufzusetzen. Wir finden bei den Würmern eine Größe, welche die normale bedeutend übersteigt. An den Eiern des Pferdespulwurms hat Salsa beobachtet, daß manche Eier eine gestreckte Gestalt und doppelte Größe der normalen besitzen. Neuere Untersuchungen haben die formale Entwicklung dieser Eier festgestellt. Es handelt sich um Verschmelzung zweier Eier, die unter Einfluß von Kälte bewirkt wurde und die sich dann zu einem doppelt großen *Ascaris* entwickeln. Verschmelzen die Eier frühzeitig, so erfolgt harmonische Entwicklung, erfolgt diese aber später, so kommt es nicht mehr zu einer harmonischen Entwicklung, sondern zu einer Doppelbildung. Derartige Verschmelzungen sind auch bei Stachelhäutern beobachtet worden. Die Blastulae der Seeigel kann man durch Absetzen in einer Pipette unter Druck zur Vereinigung bringen und auch doppelt so große einheitliche Entwicklungsstadien erzielen, als auch Riesenbildungen, die Doppelbildungen entsprechen. Wieder ist eine harmonische Verschmelzung nur auf frühen Entwicklungsstadien möglich, außerdem spielt die Stellung der beiden zur Verschmelzung zu bringenden Larven, eine große Rolle. Haben wir eine Larve, die an einer Stelle die spätere Gastrulaeinstülpung aufweist und bringen wir sie mit einer zweiten, in Parallelstellung zu ihr befindlichen Larve, zur Verschmelzung, so erhalten wir eine harmonisch gestaltete Riesenbildung. Sind die beiden Larven aber nicht in Parallelstellung, so erhalten wir Doppelbildungen, bei denen zwei Invaginationsstellungen zu beobachten sind. Was die kausale Genese der Riesenwuchsbildungen bei den anderen Tieren anlangt, so haben wir sie schon teilweise gestreift. Ich möchte nur hinzufügen, daß die Tatsachen eines Verschmelzens von zwei parallel miteinander stehenden normal großen Eiern zu einer harmonischen, doppelt großen Riesenbildung wieder in Einklang steht mit den Schlußfolgerungen, die wir oben für die Bruchdreifachbildungen konstatiert haben. Stellen wir uns vor, daß die Eier an einer Stelle zusammentreffen und die Zellen unter Einfluß des Druckes eine gewisse Atrophie erfahren, so stoßen die Eier so zusammen, daß die eine Hälfte des einen mit der anderen Hälfte des zweiten in Berührung kommt. Wären diese Hälften nicht imstande einander zu ersetzen, so würden wir erwarten, daß wir irgendeine Durchdringung erhalten würden. Das ist nicht der Fall, denn sämtliche Teile von den einen Ei, die mit denen des anderen in Berührung kommen, sind imstande jene Bildung zu bilden, welche gerade an dieser Stelle nötig ist. Es kommt daher zu einer doppelt großen Bildung. Anders ist es bei einer nicht parallelen Zuordnung der beiden Eier. Hier treffen ja nicht gerade die Hälften des Eies aufeinander, die einander zu ersetzen imstande sind, sondern es treffen hier beliebige Teile aufeinander, und es kommt daher nicht zu einer harmonischen Ausbildung, und es zeigt sich hier wieder, daß dorsale und ventrale Teile einander zu ersetzen nicht imstande sind.

Von den Riesenbildungen bei den wirbellosen Tieren haben wir nun überzugehen zum Riesenwuchs bei den Wirbeltieren. Fälle von Riesenwuchs beim Menschen sind ja bekannt. Diese Riesen überschreiten die normale Variationsbreite der Größe des Menschen derart, daß jede nähere Untersuchung, ob wir es mit Riesenwuchs oder mit Variation zu tun haben, überflüssig erscheint. Ich gebe hier zwei Abbildungen, von denen namentlich die zweite sehr instruktiv ist, indem sie einen Riesen und eine Zwergin nebeneinander gestellt zeigen, das Körpervolum der Zwergin ist geringer als das Volum eines Oberschenkels des Riesen.

Wenn wir auf die formale Genese des Riesenwuchses eingehen, so stellt sich heraus, daß es zwei verschiedene Typen beim Menschen gibt: 1. solche Riesen, die schon als große Kinder geboren werden, 2. solche, die in normaler Größe geboren werden und von einem bestimmten Lebensalter an plötzlich zu wachsen beginnen und fortwachsen. Diese beiden Gruppen sind aber durchaus nicht voneinander scharf geschieden. Sehr häufig wachsen Individuen, die als große Kinder geboren werden, gar nicht zu Riesen aus. Hinsichtlich seiner kausalen Genese steht der Riesenwuchs in enger Beziehung zu der Thymusdrüse, der Hypophyse, Thyroidea und namentlich zu den Geschlechtsdrüsen. Ausfall oder Änderung der Funktion einer dieser Drüsen führt zu einer Vergrößerung des Körpers. Kastraten sind meist viel größer und stärker als die nor-normalen Individuen (z. B. Ochsen und weibliche Rindkastraten).

Hiermit haben wir die Besprechung der beiden Hauptgruppen, der Defekt- und Exzeßbildungen beendet und gelangen nunmehr zur Besprechung der Monstra alienantia.

III. Kapitel: Aliene.

Wir kommen nun zur dritten Gruppe der Monstra, nämlich zu jenen, welche als »alienantia« bezeichnet wurden, weil man sich vorstellte, daß sie ursprünglich durch eine fremde Einwirkung entstanden seien; wir können diese Bezeichnung beibehalten, nur glauben wir aber nicht, daß hier der Einfluß einer dem Tiere fremden Macht tätig gewesen sei, sondern daß die auftretende Bildung dem Tiere sonst fremd ist, und zwar nicht in der Art, daß sie ein Zuwenig oder Zuviel gegenüber der Norm darstellt, sondern daß sie eben etwas von der Norm verschiedenes in anderer Weise darstellt. In dieser Klasse haben wir wieder fünf Unterabteilungen zu unterscheiden.

a) Heterophorie.

Ich möchte beginnen mit einer Untergruppe, die dadurch ausgezeichnet ist, daß es sich bei ihr nur um eine Verschiedenheit in der Stellung eines Körperteils oder eines noch geringeren Abschnittes des Tierkörpers handelt, ohne daß diese Stellung sonst das Tier als Ganzes modifizieren würde. Diese Gruppe habe ich in einer kleinen Abhandlung (über Homoeosis) als Heterophorie, d. h. als Vertragung an einen anderen Ort, bezeichnet. In diese Gruppe kann man zunächst geringfügige Abänderungen rechnen, welche dadurch gegeben sind, daß ein Glied wohl an seinem richtigen Orte, aber in einer abnormalen Stellung erscheint. So kann z. B. der aus einer Reihe von, in einer Geraden hintereinanderliegende Glieder, bestehende Fühler eines Insektes in der Art abgeändert sein, daß an einer Stelle desselben eine Knickung erscheint. Dieser geknickte Teil steht ganz an den normalen Ort, wo er stehen sollte, und es ist auch der richtige Teil, der sich hier entwickelte, aber die Stellung ist eine abnormale, indem der Teil nicht mehr eine direkte Fortsetzung des übrigen Fühlers darstellt, sondern sich in einer anderen

Richtung von dieser Stelle aus entfernt. Dies ist eine sehr geringfügige Monstruosität, die man vielleicht gar nicht als solche betrachten würde. Ähnliches findet man bei den Hörnern der Rinder, wo das eine Horn eine abweichende Stellung gegenüber der Norm vorweisen kann, und bei Schwänzen von Mäusen (bei diesen erblich). Derartige abnormale Stellungen finden sich eigentlich im ganzen Tierreiche, angefangen bei den Polypen, wo der Hydrant in einer zur Längsachse des Körpers schiefen Ebene stehen kann, bei den Echinodermen, wo Seesternarme als schief von der normalen Richtung abgebogen erscheinen, bei den Krustazeen, wo wir bei Daphnien geknickte Ruderantennen beobachten können, bei den Insekten und Mollusken, bis schließlich hinauf zu den Wirbeltieren und dem Menschen, wo wir verschiedene Verkrümmungen der Wirbelsäule und Extremitäten finden. Die kleinere Gestalt, die sich bei Rückgratsverkrümmungen vorfindet, ist nicht immer durch Zwergwuchs, sondern auch durch die Verkrümmungen bewirkt, wobei die übrigen Organe in ganz normaler Größe vorhanden sind. Derartige Verschiedenheiten der Stellung können sich auch öfters hintereinander wiederholen, was dann zur Entstehung sehr bizarrer Formen führt. So beschrieb Graber den Fühler einer Heuschrecke, der zickzackförmig gestaltet war. Ich führe diesen Fall deswegen an, weil er experimentell erzeugt worden ist. Graber konnte diese Bildung dadurch erzielen, daß er den Fühler in einer schiefen Ebene durchschnitt und ihn nun regenerieren ließ. Das Regenerat wächst nun senkrecht zur Schnittfläche und bildet also einen Winkel mit der ursprünglichen Wachstumsrichtung. Dieses Regenerat wird nun abermals durchschnitten, und indem man diesen Vorgang einige Male wiederholt, gelangt man schließlich zu der Zickzackform des Fühlers. Dies ist zugleich auch die drastischste Darstellung dafür, daß die Richtung der Schnittfläche für die Richtung des Regenerats maßgebend ist. In all den angeführten Fällen, die man darauf experimentell untersucht hat, handelt es sich um Regeneration. Dies gilt für den erwähnten Fall des Polypen, des Seesternarms, der Daphnienfühler, wie auch für gewisse bei Wirbeltieren beobachtete Fälle. So erhält man bei Kaulquappen durch Anlegung einer schiefen Schnittfläche durch den Schwanz ein schiefgestelltes Regenerat, das den Eindruck einer Verkrümmung oder Verwachsung dieses Teiles der Wirbelsäule macht. Natürlich sind nicht alle Verkrümmungen und Verwachsungen der Wirbelsäule auf Regeneration zurückzuführen. Namentlich bei den höheren Tieren scheinen diese auf ungünstige Lagerung im Amnion oder durch irgendwelchen Unfall, welcher die Mutter oder das Kind während der Schwangerschaft betroffen hat, zurückzuführen sein.

Die kausale Erklärung dieser Fälle ist somit ziemlich einfach. Dies sind aber nicht alle Fälle, welche wir unter die Heterophorie, die Vertragung, zu rechnen haben. Offensichtlich haben wir es ja hier nicht mit einer Vertragung im eigentlichen Sinne zu tun, sondern es handelt sich hier um eine Verdrehung des normalen Gebildes. Unter typischer Vertragung verstehe ich das Auftreten eines an einer bestimmten Stelle gelegenen Organs an einer anderen Körperstelle, an der es überhaupt nichts zu suchen hat, während es an der normalen Stelle nicht vorhanden ist. Diese Fälle sind seltener als die genannten des schiefen Wachstums oder der Verwachsung.

Man hat bei den Rippenquallen Beobachtungen gemacht, nach welchen die Wimperplättchen, die normalerweise in doppeltsymmetrischer Anordnung in acht Reihen zu stehen kommen, einzeln oder sogar in einer ganzen Reihe an einer Körperstelle auftreten, an der sie sonst nicht aufzutreten pflegen, wofür dann an der normalen Stelle die betreffenden Blättchen oder die betreffende Reihe fehlen. Dies ist schon eine typische Heterophorie. Wir finden ähnliches manchmal bei Insekten, und der merkwürdigste Fall von Heterophorie dürfte wohl jener von mir an einem *Prionus*-Exemplar beschriebene darstellen. Es handelt sich hier um einen Lederbock, der von der Unterseite betrachtet sechs Beine aufweist wie das normale Tier. Bei genauerem Hinzusehen jedoch bemerkt man, daß dem Tiere die Beine an der Mittelbrust fehlen, daß sich aber am rechten Vorderbein noch eine merkwürdige Anlage findet, indem hier noch zwei weitere Beine vorhanden sind, so daß drei Beine von einer einzigen Stelle ihren Ursprung nehmen. In diesem Falle handelt es sich um eine typische Heterophorie, indem die beiden Mittelbeine an die Vorderbrust vertragen wurden. Die genauere Untersuchung zeigt, daß die beiden Beine tatsächlich den Charakter von Mittelbeinen haben, wie es sich aus den Größenverhältnissen der einzelnen

Teile ergibt, daß sie also keine überzähligen Gebilde (Vorderbeine) repräsentieren. Es handelt sich also um eine Vertragung der beiden Mittelbeine an ein und dieselbe Stelle der Vorderbrust. Einen gleich typischen Fall von Vertragung habe ich nur noch vom Menschen aufgefunden; es kam ein Kind auf die Welt, das ein Bein an der Schulter derselben Seite trug. Hierher sind vielleicht auch einige längst bekannte Fälle bei Wirbeltieren zu rechnen, wie z. B. die Fälle der sogen. Heterotopie, des Vorkommens von grauer Rindensubstanz an Stellen, wo weiße vorkommen sollte. Es ist aber in diesen Fällen nicht nachgewiesen, ob an einer Stelle, wo normalerweise graue Substanz vorkommt, etwa ein Defekt vorhanden ist. Würde ein solcher fehlen, dann könnten wir nicht von einer Heterophorie sprechen. Es müßte desgleichen auch nachgewiesen werden, daß von der weißen Substanz nichts fehlt, welcher Nachweis wohl auf fast unüberwindliche Schwierigkeiten stößt. Wie dem nun auch sei, so besteht doch jedenfalls die Möglichkeit, daß es sich in einzelnen Fällen um Heterophorie handelt. Es sind ferner Fälle beschrieben worden, wo Zahnanlagen an anderen Stellen des Tierkörpers zur Entwicklung gekommen sind, obwohl auch hier der Nachweis fehlt, ob entsprechende Defekte in den normalen Zahnanlagen nachweisbar waren. Ferner sind Haaranlagen auf der Kornea und der Zunge gefunden worden; in diesen Fällen ist es natürlich unmöglich, etwaige Defekte in der normalen Behaarung festzustellen. Dies könnte höchstens bei Tieren geschehen, die nur eine sehr spärliche Behaarung aufweisen, wie etwa die Waltiere. Wenn wir die Genese solcher Monstruositäten immer kennen würden, so könnten wir wahrscheinlich mehrere solche Fälle hierher rechnen. Die Vertragung dürfte, soviel uns die vergleichenden Untersuchungen lehren, fast durchwegs auf versprengtem embryonalen Material beruhen, denn es ist klar, daß derartige Bildungen, wie sie uns die Fälle von *Prionus* und *Homo* vorstellen, nicht in einem späteren Entwicklungsstadium entstanden sein können. Wohl aber ist es leicht, die Entstehung einer solchen Bildung während des ersten Embryonallebens verständlich zu machen. In diesem Falle liegen die Embryonalzellen enge beieinander und es ist leicht vorstellbar, daß gewisse Blastomeren durch irgend welche Einflüsse an einen andern Ort disloziert werden und ihre Entwicklung nach dem Gesetz der Selbstdifferenzierung durchmachen.

Sichergeſtellt ist diese Genese bei den Ctenophoren. Hier wurde durch experimentelle Untersuchungen der Nachweis geliefert, daß embryonale Verschiebungen möglich sind und diese dann zu Vertragungen der Wimperplättchen oder Wimperreihen führen können. Bei den Ctenophoren sind die Blättchen auf gewisse Blastomeren zurückzuführen. Man kann dann durch Druck einzelne Blastomeren aus ihrem normalen Zusammenhang lösen und an andere Stellen bringen. Wir sehen also, daß wir auch diesen Fällen gegenüber nicht nur auf bloße Mutmaßungen angewiesen sind, sondern daß man eine derartige embryonale Transplantation, wie man sie genannt hat, tatsächlich auch experimentell durchführen kann. Im allgemeinen bildet die Heterophorie eine seltenere Erscheinungsgruppe.

b) Heteromorphose.

Wir kommen nun zur Besprechung der zweiten Gruppe der Monstra alienantia, zu den sog. Heteromorphosen. Diese bildet eine sehr wohl charakterisierte, in mehrere Untergruppen zerfallende Gruppe. Als Heteromorphose bezeichnen wir das Auftreten eines Körperteils an einer Stelle, wo er normalerweise nicht auftreten sollte, wobei an dieser Stelle die normale Bildung unterdrückt ist. Es unterscheidet sich diese Gruppe also von der vorigen dadurch, daß an jener Stelle, wo die Mißbildung steht, der normale Körperteil nicht vorhanden ist, während bei der vorhergehenden Gruppe dies der Fall ist. Es dürfte im Falle einer Heteromorphose, in dem erwähnten Beispiel bei *Prionus*, das Vorderbein zugleich an Stelle der beiden Mittelbeine nicht vorhanden sein. Ebenso dürfte kein Fehlen des der Mißbildung entsprechenden Körperteils an seiner normalen Stelle zu konstatieren sein. Die Heteromorphose hat also die folgende Eigentümlichkeit: es steht an der Stelle eines Gliedes oder Körperabschnittes ein anderes Glied oder ein anderer Körperabschnitt, welcher einem an anderer Stelle normalerweise vorkommenden Gliede oder Körperabschnitt entspricht. Sonst verhält sich der übrige Körper mit seinen Gliedern ganz normal. Man kann einwenden, ja dann müssen wir die Heteromorphose eigentlich zu den Exzeßbildungen rechnen? Dies ist in einem gewissen Sinne richtig. Die Heteromorphose ist insofern eine Exzeßbildung, als bei ihr Körperteile in vermehrter (doppelter) Anzahl auftreten. Sie ist aber insofern keine Exzeßbildung, als sie ja einen normalen Teil ersetzt, der unterdrückt worden ist. Wir wollen dies an dem Beispiel eines Krebses klarmachen. Nehmen wir an, an Stelle eines Auges sei ihm eine Antenne gewachsen. Einerseits haben wir es also mit einem Exzeß zu tun, denn statt einer Antenne sind nun deren zwei auf der einen Seite vorhanden; anderseits liegt eine Defektbildung vor, denn das eine Auge fehlt; und schließlich haben wir es mit einer Alienantie zu tun, indem ein Körperteil an einer Stelle auftritt, an der er nichts zu tun hat. Da sich Defekt und Exzeß in unserem Falle vertreten, sich also aufheben, so wollen wir diesen Fall in die Gruppe der Monstra alienantia einreihen.

Die echten Heteromorphosen, welche im Ersatz eines Körperteils durch einen anderen bestehen, der normalerweise nicht an dieser Stelle stehen sollte, zerfallen wieder in zwei scharf gesonderte Gruppen, je nachdem, ob es sich um die Ersetzung eines Körperendes durch ein anderes Körperende handelt oder um die Ersetzung eines, einem bestimmten Körperabschnitt (Metamere) zukommenden Charakters oder Anhanges, durch einen Charakter oder Anhang, der einer anderen Metamere der Körperreihe normalerweise zukommt. Es ist günstig für die beiden Abarten neue Ausdrücke zu wählen, und zwar bietet sich für die erste Gruppe von selber der Ausdruck »polare Heteromorphose«, weil es sich dabei um die Veränderung der normalen Polarität des Tieres handelt, indem statt eines Kopfpoles ein Schwanzpol oder umgekehrt statt eines Schwanzpoles ein Kopfpol zur Ausbildung gelangen kann.

Die zweite Abteilung ist von Bateson als Homoeosis bezeichnet worden, indem es sich darum handelt, daß ein Segment des Körpers eine ähnliche Ausbildung aufweist, wie sie sonst ein anderes Segment besitzt. Indem wir die Homoeosis uns für eine spätere Besprechung aufsparen, wollen wir uns nun mit der polaren Heteromorphose beschäftigen.

Was zunächst die Kasuistik der »polaren Heteromorphose« anlangt, so finden wir bei den Protozoen, soweit mir bekannt, keine entsprechenden Fälle angegeben. Bei den Coelenteraten sind in der freien Natur polare Heteromorphosen bekannt geworden, und zwar hat man schon vor langer Zeit bei Aktinien Fälle beschrieben, in welchen an beiden polaren Enden des Tieres Tentakelkränze sich befunden haben, so daß diese Tiere also keine Fußscheibe besaßen. Ähnliche Fälle sind im Verlauf von Versuchen auch bei anderen Coelenteraten beschrieben worden, namentlich bei *Tubularia*. Hier kommt es dann zur Ausbildung eines sog. Doppelrüssels, deren jeder Rüssel einen Tentakelkranz trägt.

Bei den Echinodermen finden wir keinen typischen Fall von Heteromorphose. Es ist zwar an einem schlagensternartigen Seestern (*Linckia*) beschrieben worden, daß ein Arm an seinem Ende eine neue Scheibe bildete mit neuen Armen. Jedoch ist in diesem Falle keineswegs klargestellt, ob sich wirklich eine neue Scheibe gebildet hat, oder ob wir es nur mit einer einfachen Spaltbildung zu tun haben, da die darüber vorliegende Beschreibung in dieser Hinsicht nicht sehr klar ist.

Unter den Würmern kommt polare Heteromorphose nicht selten vor. Schon Spallanzani waren solche Fälle beim Regenwurm bekannt, wo sich zum Beispiel an einem Tiere zwei Schwanzenden vorfanden. Diese Regenwürmer hatten also gar kein Kopfende, sondern anstatt dessen ein Schwanzende. Bei den Planarien wurden später Tiere mit zwei Kopf- bzw. Schwanzpolen gefunden. Von den Arthropoden ist kein Fall einer Heteromorphose bekannt, ausgenommen einige sehr zweifelhafte Fälle bei den spinnenähnlichen Pantopoden und bei Schmetterlingspuppen. Die Pantopoden sind in der Regel ausgezeichnet durch 4 Paar von Beinen mit bestimmter Gliederung, die je einem Körpersegment entsprechen. Hierauf folgt ein Körperabschnitt ohne Beinpaar. Die Pantopoden sind Verletzungen ziemlich leicht ausgesetzt, und selbst wenn sie in der Mitte durchrissen werden, kommt es zu einer Regeneration. Diese Regeneration ist aber nicht vollständig, sondern an Stelle des Körperendes wächst ein gegliederter Anhang hervor. Um eine eigentliche polare Heteromorphose handelt es sich hier nicht, sondern vielleicht um den Ersatz des Hinterleibes durch ein Bein. Da dieser Fall einer Heteromorphose in keine der beiden Kategorien sich einordnen läßt, so möge er hier erwähnt sein. Möglicherweise aber (der Fall ist nicht genau untersucht) handelt es sich um die Regeneration eines Hinterleibes mit nur einem Bein; dann dürften wir diese Erscheinung überhaupt nicht zu den Heteromorphosen stellen. Bei Schmetterlings-

puppen ist nach Abschnitt des Kopfendes das Wachsen eines Haar-
büschels beobachtet, aber es wurde nicht festgestellt, ob sich dieses mit
einem Hinterleibsbüschel identifizieren läßt; es könnte sich auch um eine
Homoeosis der verschmolzenen Fühler handeln (vgl. unten).

Bei Mollusken finden sich keine Beispiele für eine polare Heteromorphose. Die Manteltiere (Cioniden) zeigen öfters Heteromorphosen,
bei welchen es sich aber um Bildungen handelt, die an der Seite des
Tieres stehen, so daß wir hier eigentlich nicht von einem Ersatz des
Vorderendes durch ein Hinterende sprechen können; sondern es handelt
sich hier meist um Dreifachbildungen, wie ich sie ihnen schon in einem
früheren Falle demonstriert habe. Trotzdem ist es möglich, daß wir
Heteromorphosen vor uns haben.

Bei den Wirbeltieren kommt nur ein Fall von polarer Heteromorphose
vor, und zwar gewöhnlich in Verbindung mit einer Dreifachbildung.
Es sind dies die Schwanzenden der Amphibien, an welchen beobachtet
wurde, daß nicht nur in der einen Richtung, sondern auch in der entgegengesetzten Richtung ein Schwanz wieder gebildet werden kann, wenn
der Schwanz an einer Stelle eingeschnitten wurde. Aber selbst ganz
abgeschnittene Schwänze sind imstande, einen Ansatz zu einem zweiten
Schwanzpole nach vorne zu bilden.

Soweit also die Kasuistik.

Was nun die formale Entstehungsweise anlangt, so sind wir dadurch,
daß solche Heteromorphosen im Laufe von Versuchen öfters aufgetreten
sind, ziemlich gut über dieselbe unterrichtet.

Wenn ein Polyp entzwei geschnitten wird an irgend einer Stelle, so
ist er gewöhnlich imstande, das Fehlende zu ergänzen, und zwar, wenn
es sich um ein Stück des Kopfes handelt, so regeneriert dieses die proximalen Teile, wenn es sich um ein Stammstück handelt, so sind diese
imstande, einen Kopf wieder zu erzeugen. Bei gewissen Schnittfüh-
rungen jedoch, wenn z. B. von einem Kopfpol nur sehr kleine Stücke
abgeschnitten werden, ist dieser nicht mehr imstande, sich zu einem
vollständigen Polypen zu entwickeln, sondern es wächst nur in der entgegengesetzten Richtung gleichfalls wieder dasselbe Ende. Das näm-
liche Resultat läßt sich auch bei gewissen Schwämmen hervorrufen.
Es ist ferner geglückt, die gleiche Erscheinung bei Aktinien experimentell

zu erzeugen, sodaß die Entstehung der früher erwähnten Mißbildung in formaler Hinsicht aufgeklärt ist; der Schnitt muß aber immer in den oralsten Partien geführt werden, damit solche Doppelköpfe entstehen.

Ein sehr günstiges Objekt für diese Versuche sind die Planarien. Auch bei ihnen regeneriert ein herausgeschnittenes Stück Kopf und Schwanz; aber es ist auch hier nicht gleichgültig, welcher Region das Stück entstammt. Knapp hinter den Augen abgeschnittene Stücke vermögen kein Schwanzende mehr zu erzeugen, sondern es kommt zur Bildung eines zweiten Kopfes, zu einer typischen bioralen Heteromorphose. Auf gleiche Weise kommt eine bikaudale Heteromorphose zustande, wenn der Schnitt knapp vor dem Schwanzende geführt wurde.

Wir kommen nun zum Fall von *Ciona*. Ich habe mich schon bemüht, Versuche auszuführen bzw. ausführen lassen, um festzustellen, ob es sich hier tatsächlich um polare Heteromorphosen handelt. Zu diesem Zwecke muß man sich eines Kunstgriffes bedienen, indem man die einfach abgeschnittenen Siphonen verkehrt transplantiert. Es scheint nun tatsächlich, daß in diesem Fall an der Schnittfläche ein neuer Siphonenrand mit Augenflecken hervorwächst, so daß es sich also um eine polare Heteromorphose handeln würde.

Sicher sind solche Fälle mittels derselben Operationsmethode aber bei *Hydra* nachgewiesen, die nur sehr schwer zu einer Heteromorphose zu bewegen ist. Man hat Tentakeln von *Hydra* in verkehrter Weise an das Stammstück transplantiert und es hat sich nun von der freien Schnittfläche aus ein neuer Tentakelpol gebildet. Ähnliches ließ sich auch beim Regenwurm feststellen. Wenn man bei einem Regenwurm ein vorderes Stück abschneidet und nun verkehrt an den Schwanzteil transplantiert, so wächst an der freien Schnittfläche dennoch ein neuer Kopf. Aber auch ohne Transplantation gelingt es beim Regenwurm eine polare Heteromorphose zu erhalten, wenn der Schnitt hinter der Körpermitte geführt wird, es wird dann auch nach vorn ein Schwanz gebildet.

Auch bei den Kaulquappen handelt es sich um Fälle, die im Laufe von Versuchen aufgetreten sind, und wir wissen, daß das Gewebe nach Verlust einer Körperpartie auch imstande ist, nach entgegengesetzter Seite zu wachsen.

Es ist nun die Frage, wie wir uns aus diesen bekannten formalen
Entstehungsweisen ein Bild über die kausale Entstehung machen können.
An diesem Punkte angelangt, bitte ich sich zu vergegenwärtigen, was
ich früher, als die Doppel- und Dreifachbildungen besprochen wurden,
über die Potenzen des Tierkörpers gesagt habe. Wir unterschieden
damals einen vorderen und rückwärtigen Körperpol, eine Dorsal- und
eine Ventralseite, eine rechte und eine linke Körperhälfte. Wir erinnern
uns, daß die dorsalen und ventralen Teile nicht imstande sind, sich
untereinander zu vertreten; daß dies auch nicht immer der Fall ist bei
der vorderen und der rückwertigen Körperhälfte hingegen meistens
bei der rechten und linken Körperhälfte gilt. Knüpfen wir an die be-
schriebenen Verhältnisse der Verteilung von Potenzen am Tierkörper
an, so finden wir eine vollkommene Übereinstimmung zwischen den
damals auseinandergesetzten Prinzipien und den jetzt besprochenen
Fällen von polarer Heteromorphose.

Wir können uns an einem kleinen Modell vergegenwärtigen, wie die
einzelnen Körperregionen, schon vom Ei angefangen, durch Schichten
repräsentiert werden, wie durch die Aneinanderlegung dieser Anlagen
sich die späteren Regionen des Tieres bilden. Ich möchte im Anschluß
an dieses Modell zeigen, daß die Potenzen im Tierkörper in verschiedener
Weise verteilt sind. An unserem Schema bedeutet schwarz die vordere,
weiß die rückwärtige, orange die dorsale, blau die ventrale, rot die linke,
grün die rechte Seite des Tieres, und diese derartig gekennzeichneten,
in Reihen hintereinander angeordneten Würfel stellen uns die einzelnen
Metameren des Tierkörpers vor. Führen wir nun in einer bestimmten
Region des Körpers einen Querschnitt aus, so trennen wir hiermit eine
Anzahl von Metameren von einer anderen Anzahl von Metameren. Wir
nehmen zunächst den Fall, daß wir in der Körpermitte durchtrennen.
Es erfolgt im vorderen Körperteil Wachstum gegen den hinteren Körperpol fortschreitend nach rückwärts. Solche typische Wachstumszonen
sind bei Würmern deutlich ausgebildet. Wir müssen daher annehmen,
daß der Wurm an der rückwärtigen Schnittfläche auch die zur Schwanz-
bildung nötigen Potenzen zu entfalten vermag und zwar entfaltet er sie
nicht in der Richtung nach vorn, sondern in der Wachstumsrichtung
nach rückwärts, wie beim normalen Tiere. Wir haben also hier das

Modell eines nach rückwärts regenerierenden Wurmes. Wir sehen, daß eine besondere Schwierigkeit zum Verständnis dieses Wachstums nicht gegeben erscheint; wir haben keinerlei Unterschiede in der Wachstumsrichtung anzunehmen. Dasselbe gilt für die Bildung eines Kopfendes. Denken wir uns nun aber von der vordersten Körperpartie ein Stück abgeschnitten, und zwar ein solches, von dem wir jetzt annehmen müssen, daß von den schwanzbildenden Potenzen nichts mehr in demselben zur Verteilung gelangt ist, so haben wir einen Körperabschnitt vor uns, der imstande ist, nach vorn einen Kopf zu erzeugen, aber nach hinten nicht mehr fähig ist, einen Schwanz zu erzeugen. Infolge dessen kommt es nun zur Bildung eines Kopfes an Stelle des Schwanzes. Ganz analoge Verhältnisse erhalten wir, wenn wir das letzte Schwanzende amputieren; dieses wird nun nach vorn statt eines Kopfes einen Schwanz erzeugen. Wir müssen annehmen, daß eine Umkehr der Wachstumsrichtung erfolgt und ein Schwanzende gebildet wird. Mit diesem Schema in Übereinstimmung finden sich alle sicher gestellten Fälle von polarer Heteromorphose. Gehen wir nochmals das Tierreich durch, so finden wir, daß sich die kausale Genese nach folgenden drei Gesichtspunkten richtet: 1. daß ein Stück nur jene Gebilde hervorzubringen vermag, deren Potenzen gerade an dieser Stelle verteilt wurden, und daß 2. die Richtung des Regenerats gegeben erscheint durch jene Richtung, in der überhaupt noch ein Wachstum möglich ist, also dort, wo nicht schon ein ausgebildetes Wachstum vorhanden ist. Es ist nun verständlich, warum bei den Protozoen keine Heteromorphose zu beobachten ist. Bei den Protozoen ist im ganzen Körper die Potenz ausgebildet, sämtliche Körperteile, solange noch ein Kernstück in dem betreffenden Teilstück vorhanden ist, auszubilden. Ebenso ist bei den Polypen jedes Stück noch imstande, sämtliche übrigen Körperteile zu erzeugen. Nur an einer Stelle, am Tentakelkranze, ist die Fähigkeit nur zur Ausbildung des Tentakelkranzes vorhanden, während ein Fußstück nicht mehr regeneriert werden kann. Wir können nun den Nachweis führen, daß gerade dieses Stück imstande ist, eine Heteromorphose durch Ausbildung eines zweiten umgekehrten Poles zu bilden. Bei den Planarien finden wir die gleichen Verhältnisse. Das Mittelstück ist imstande, alles zu regenerieren; der vorderste Abschnitt ist nicht mehr imstande einen Schwanz, sondern nur einen Kopf zu erzeugen und das umgekehrte gilt für das Schwanzende. Im Wesen gleich verhält sich der Regenwurm; nur ist die Beschränkung vorn auf 7—9, hinten bis auf 30 Segmente lokalisiert. Analog muß man sich die Vehältnisse bei den Kaulquappen vorstellen. Der Schwanz ist bei ihnen nicht mehr imstande einen Vorderteil neu zu bilden und es wird daher ein Schwanz in entgegengesetzter Richtung gebildet. Auf die Ursachen der Umkehr der Wachstumsrichtung brauche ich nicht abermals einzugehen, da ich diese schon bei einer früheren Gelegenheit besprochen habe.

Wir kommen nun zur Besprechung der typischen Homoeosisfälle, d. h. jener Heteromorphosen, in welchen es sich um den Ersatz eines Anhangs einer metameren Körperserie durch einen Anhang eines anderen Gliedes derselben Körperserie handelt. Diese Form von Heteromorphose wurde bisher in größerer Zahl nur bei den Arthropoden gefunden und ich kann mich daher in der Darstellung auf diese Tiergruppe beschränken. Wenngleich es sich hier also um eine Erscheinung handelt, die wir nur in einer speziellen Tiergruppe verfolgen können, so gewährt dennoch die Gesetzmäßigkeit, die sich in dem Vorkommen der ersetzenden Gliedmaßen zu den ersetzten darstellt, einen interessanten Einblick in die Fähigkeiten des Körpers und möglicherweise werden wir in dieser besonderen Gruppe manche formbildenden Gesetzmäßigkeiten finden können, die sich später dann als allgemeine Erscheinungen werden auffassen lassen.

Betrachten wir den Körper eines Arthropoden (etwa eines Krebses oder eines Insektes), so finden wir am vordersten Ende des Körpers ein Segment stehen, welches Augen trägt. Bei den Insekten und Krustazeen ist es gewöhnlich ein zusammengesetztes Auge an jeder Körperseite, bei den Spinnen verteilen sie sich auf eine größere Anzahl von vorderen Segmenten. Da die Heteromorphosen wieder nur bei Insekten und Krustazeen gefunden wurden, können wir die Spinnen und Tausendfüßer außer acht lassen und uns beschränken, ein gemeinschaftliches allgemeines Schema des Baues der Insekten und Krustazeen zu entwerfen. Wir hätten also als erstes Körpersegment, das überhaupt Anhänge trägt, das Augensegment zu erwähnen. Hierauf folgten in ihrer Zahl nicht ganz bestimmte Segmente, welche Fühler, also mit sehr feinem

Tast-, Geruchs- oder sonstigem Sinne ausgestattete Organe tragen. Solcher Segmente haben wir bei den Krustazeen zwei, nämlich eines mit dem sog. ersten Fühler (Antennula) und eines mit dem sog. zweiten Fühler (Antenne), während sich bei den Insekten nur ein fühlertragendes Segment verfindet. Wir kommen dann zu den Mundwerkzeugen, die bei Insekten und Krustazeen sehr voneinander abweichen, aber in dem Punkte, daß sie die Mundöffnung umgeben, übereinstimmen. Sie sind bei den Krustazeen sehr mannigfach ausgebildet und erstrecken sich auf mehrere Segmente. Sowohl bei den Krustazeen als auch bei den Insekten haben wir es mit hochdifferenzierten Kieferorganen zu tun, die auch jedenfalls als Sinnesorgan des Geschmacks- und Tastsinns von Bedeutung sind. Wir treffen weiter — und zwar bezieht sich dies bloß auf die Krustazeen — das erste Beinpaar an, das in der Regel als Schere ausgebildet ist, was aber durchaus nicht immer der Fall sein muß. Bei den Insekten ist das erste Beinpaar nie als Schere ausgebildet, sondern meist als Schreitbein. Hierauf folgen die Segmente, welche die weiteren Beinpaare tragen (bei den Insekten zwei Brustsegmente) und darauf eine Reihe von Segmenten mit mehr rudimentären oder überhaupt fehlenden Anhängen. Und schließlich finden wir noch ein Schwanzsegment mit gering entwickelten Anhängen, wie Fächer, Cerci, Borsten, Haare usw. Die Beinpaare, von der Schere abgesehen, fungieren nicht mehr als Sinnesorgane, sondern meist als Gehwerkzeuge, während bei der Schere man noch zugeben muß, daß dieselbe noch eine bestimmte Funktion als Sinnesorgan ausübt.

Bei den Insekten finden sich außerdem am zweiten und dritten Thorakalsegment dorsalwärts Flügel angeheftet. Die Vorderflügel tragen gewöhnlich keine Sinnesorgane, während die Hinterflügel eine höhere Differenzierung zeigen. Wahrscheinlich stehen sie zur Gleichgewichtseinstellung und ähnlichen beim Fliegen notwendigen Funktionen in naher Beziehung (auch durch Dufteinrichtungen zur Geschlechtsfunktion?).

Wir gehen nun zur Darstellung der bekannten homoeotischen Heteromorphosen über, und zwar wollen wir die Segmente wieder der Reihe nach durchgehen und sehen, was für Heteromorphosen bekannt sind. Da finden wir zunächst, daß an Stelle des Auges bei manchen

Krustazeen (*Palinurus, Astacus*) eine erste Antenne gefunden wurde. Gehen wir zum zweiten Segment, dem Segment der ersten Antenne über, so kennen wir hier bei den Krustazeen keine Heteromorphose, hingegen Ersatz der zweiten Antenne durch eine Mandibel (*Asellus*), Bei den Insekten, die nur eine Antenne besitzen und von der ich annehmen will, daß sie der ersten Antenne der Krustazeen entspricht, finden wir, daß manchmal (und zwar sind Fälle von *Zygaena, Bombus, Cimbex* u. a. m. bekannt) die Endglieder derselben als Fuß ausgebildet sind; in zwei Fällen wurde die Ersetzung beider Fühler durch Haarbüschel gemeldet. Ferner sind Fälle bekannt, in welchen ein den Mundsegmenten angehöriger Anhang, ein Maxilliped, ersetzt ist durch eine andere Gliedmaße und zwar durch eine Schere, ferner bei Krebsen die Schere durch einen Schreit- oder Schwimmfuß, aber auch umgekehrt ein Schreitbein durch eine Schere oder ein Abdominalbein durch ein Schreitbein. Endlich kennen wir einen Fall, und zwar bei einem Schmetterling, daß ein Hinterbein ersetzt ist durch einen Haarpinsel, wie er an der rückwärtigen Körperspitze des Tieres öfters ausgebildet ist, und bei jener Eule, bei der dieser Fall beobachtet wurde, tatsächlich vorkommt. Das sind die bekannten Heteromorphosen der ventralen Anhänge. Gehen wir zu denen der dorsalen Seite über, wo wir also nur die Insekten zu berücksichtigen haben, so sind fünf Fälle von *Zygaena* und einer Motte bekannt, wo der Vorderflügel ersetzt war durch einen Hinterflügel. Ferner kommt teilweise Ersetzung der Flügelpartien durch »Einsprengung« von Stücken des Vorder- oder Hinterflügels in den anderen Flügel derselben Seite vor; die Flügel scheinen also gegenseitig ersetzbar. Merkwürdigerweise sind in der Literatur auch Fälle von Ersatz der Flügeldecken durch Beine und der Hinterbeine durch Flügel beschrieben. Dies sind alle bei den Insekten und Krustazeen bekannt gewordenen typischen Homoeosisfälle (deren Literatur jeweils in meinen fortlaufenden Abhandlungen über Homoeosis im Archiv für Entwicklungsmechanik zusammengestellt wird).

Wenn wir uns die Verteilung der ersetzenden Anhänge auf die Segmente der ersetzten ansehen, so finden wir eine Regel, die sich zunächst auf die ventralen Anhänge erstreckt. Wir finden, daß eher ein vorangehendes Segment ersetzt wird durch ein folgendes als durch ein vorangegangenes. Sehen wir uns aber die Flügel an, so bemerken wir, daß hier es gerade umgekehrt ist, indem hier eher der folgende durch den vorhergehend ersetzt wird. Wir dürfen daher zwar nicht die Regel aufstellen, daß das vorangehende Glied durch das folgende ersetzt wird, aber etwas muß doch hinter diesen Regelmäßigkeiten stecken. Wenn wir uns vergegenwärtigen, was ich über die Ausstattung der Segmente mit Sinnesorganen gesagt habe, so zeigt es sich, daß die Höhe der Ausbildung der Sinnesfunktionen vom vorderen Körperende gegen das rückwärtige abfällt. Demnach scheint es, daß die, in bezug auf Sinnesorgane höher stehenden Organe immer ersetzt werden durch Organe mit weniger entwickelten Sinnesorganen. Dies braucht uns nicht zu verwundern. Wir können uns vorstellen, daß, wenn ein Segment die Potenz besitzt, eine höhere Ausbildung zu erreichen und diese Potenz auf irgend eine Weise an ihrer Entfaltung verhindert wird, nun eine andere Differenzierung sie vertritt, die immer zum Vorschein kommt, wenn die erste Potenz zurückgedrängt wurde. Es würde sich also um eine doppelte Potenz in jedem einzelnen Segmente handeln. Bei den dorsalen Anhängen ist die Sache umgekehrt, da die Hinterflügel bezüglich ihrer sinnesfunktionellen Ausbildung höher stehen, als die Vorderflügel. Soweit die Kasuistik. Sie läßt uns noch im Unklaren über die Auffassung jener Fälle, bei denen anscheinend besser differenzierte Organe, wie z. B. die Scheren, an Stelle von anscheinend weniger differenzierten, nämlich Schreitbeinen treten. Da jedoch die erste Anlage der Schreitbeine eine zweigespaltene ruderbeinartige ist, so wird es sich wahrscheinlich bloß um vorübergehende Ähnlichkeit von Regenerationsstadien des Schreitbeines mit einer Schere handeln. (Das Auftreten einer männlichen Kopulationsextremität an Stelle eines rudimentären Abdominalbeines bei einem Krebse dürfte hier noch mit einer sexuellen Mißbildung kompliziert sein.) Was die formale Genese anlangt, so sind wir in einigen Fällen darüber orientiert. In einem Falle sind wir sogar sehr genau über die Entstehungsursache informiert und das ist die Entstehung der ersten Antenne an Stelle des Auges. Hier sind schon vor längerer Zeit Versuche am Flußkrebs angestellt worden, die zeigten, daß nach Abschneiden eines Auges eine Antenne nachwachsen kann und damit war zugleich festgestellt, daß es sich bei diesen Monstra um eine regenerative Entstehungsweise handelt. Das gleiche Ergebnis lieferten Versuche an marinen Krebsen. Die näheren Bedingungen zur Bildung dieser Heteromorphosen sind durch die neueren Versuche ermittelt worden.

Es hat sich herausgestellt, daß maßgebend für die Entstehung der ersten Antenne an Stelle des Auges das Vorhandensein oder Fehlen des zum Auge gehörigen sog. »Augenganglion« ist, das bei den stieläugigen Krebsen im Augenstiel gelegen ist. Wird das Auge nun so abgeschnitten, daß das Augenganglion erhalten bleibt, so regeneriert wieder ein Auge. Wird aber zugleich auch das Augenganglion weggeschnitten, so wächst kein Auge mehr nach, sondern es kommt anstatt dessen zur Entstehung einer ersten Antenne.

Daraus habe ich den Schluß gezogen, daß es sich möglicherweise auch in den übrigen Fällen entweder tatsächlich um eine Entfernung des Ganglions oder um eine Erkrankung desselben handelt, so daß jene Funktion, die das Ganglion bei der normalen Formbildung zu vollführen hat, ausgefallen ist. Versuche, welche darüber später angestellt worden sind, haben für die Ersetzung des Auges durch eine Antenne bei Insekten (*Tenebrio, Stylopyga*), sowie für die Entstehung von Tarsen an Fühlern (*Carausius = Dixippus, Sphodromantis, Cimbex*) diese Hypothese bestätigt.

Bezüglich der Flügelheteromorphosen sind wir auf dieselbe Hypothese angewiesen, wenn auch Versuchen sich hier noch größere Schwierigkeiten entgegenstellen. Sind wir nun berechtigt, den Ausfall des Ganglions als die eigentliche Ursache für das Unterbleiben der normalen Organisation anzusehen oder nicht? Herbst und die meisten Forscher stellen sich auf den Standpunkt, daß das Ganglion zufolge seiner Eigenschaft als nervöses Zentrum die Formbildung in hohem Grade beeinflußt, daß dasselbe direkt bestimmend wirkt für die Ausbildung eines bestimmten Organs. Dies steht im Zusammenhang mit den Ansichten, die den Nerven einen großen Einfluß auf die Regeneration zuweisen. Es darf aber nicht verschwiegen werden, daß die neueren Untersuchungen über die Beziehungen zwischen Nerven und Regeneration von einem derartigen Einfluß nichts zu sagen wissen und daß Organe sich auch ohne Nerven normal entwickeln können und normal regenerieren ohne Heteromorphosen zu bilden.

Deshalb erscheint es mir wahrscheinlicher, daß wir es nicht mit einem Nerveneinfluß in diesem Sinne zu tun haben, sondern daß die Potenz zur Ausbildung eines höher differenzierten Organs im Ganglion selbst gelegen ist.

Entfernt man das Ganglion, so entfernt man damit nicht nur den nervösen Einfluß, sondern auch die Region, in der diese Potenz überhaupt liegt. In dem Moment aber, wo diese Region verschwindet, tritt eben jene Potenz in Kraft, die an jener zentraler gelegenen Stelle noch vorhanden ist und das ist die Potenz zur Ausbildung der Gliedmaße eines der nächstliegenden Segmente. Dies wird durch folgenden Befund gestützt. Es hat sich herausgestellt, daß, wenn das Ganglion entfernt und an Stelle des Auges eine erste Antenne wächst, diese durchaus nicht mit dem Ganglion der ersten Antenne in Verbindung steht, und dies müßten wir erwarten, falls ein spezifisch nervöser Einfluß hier im Spiele wäre. Im Gegenteil haben Versuche (von Herbst) gezeigt, daß eine direkte Kommissur der heteromorphen ersten Antenne mit dem Augenganglion zustande kommt. (Ich habe auch bei Käfern Fälle aufgefunden, wo nebeneinander Fühler- und Fußglieder an der Imago vorhanden sind, also bei der Metamorphose unter dem Einflusse desselben Nerven zweierlei gewachsen sein muß.) Es kann sich also nicht um den Einfluß eines nervösen Zentrums handeln. Wird Auge samt Augenganglion, sowie die erste Antenne entfernt (ohne deren Ganglion zu verletzen), so sollte man, im Falle einer nervösen Beeinflussung der Regeneration erwarten, daß wir überhaupt nur eine einzige erste Antenne erhalten werden. Dies ist nicht der Fall, es regeneriert eine erste Antenne an normaler Stelle, wie auch an Stelle des Auges, während aber erstere Otolithen besitzt, fehlen diese der heteromorphotischen Antenne.

Noch eine Bemerkung muß an die Darstellung dieser Fälle geknüpft sein. Nicht alle diese Fälle sind bleibender Natur. Während z. B. die erste Antenne an Stelle des Auges, die Tarsalglieder am Ende des Insektenfühlers Heteromorphosen bleibender Natur sind, finden wir bei anderen Versuchen, wo z. B. ein Maxilliped oder eine Schere durch ein Schreitbein ersetzt wurde, daß diese Bildungen nicht (immer) dauernd sind, sondern öfters im Verlauf von Häutungen in die normalen Gebilde übergehen. Diese Fälle muß man von den typischen Heteromorphosen ausschließen, denn wir haben es hier wahrscheinlich nicht mit einer Erscheinung zu tun, die der der eigentlichen Heteromorphose vollkommen analog ist. Hier handelt es sich um Stadien, die ein Organ bei seiner regenerativen Ausbildung durchläuft. Dies ist eine Tatsache, die uns auf jenes »biogenetische Grundgesetz« hinweist, das schon vor langer Zeit von Fritz Müller und Haeckel aufgestellt worden ist. Denn wir sehen, daß jene regenerierenden Organe Stadien ihrer Entwicklung durchlaufen, in der sie zuerst eine einer früheren phyletischen Stufe entsprechende Differenzierung und dann eine einer späteren Differenzierung aufweisen.

Die Anwendung des biogenetischen Grundgesetzes auf die Heteromorphose ist in viel weitgehenderem Maße von Weismann und seiner Gefolgschaft vertreten worden. Es sollte z. B. die erste Antenne der Krebse die ursprüngliche Form des Auges darstellen. Das ist nun freilich schon deshalb ausgeschlossen, weil ja, selbst wenn das Auge wirklich aus einer Antenne phylogenetisch hervorgegangen ist, doch beim Wiederauftreten im Regenerate dann nicht eine erste Antenne in der Form der jetzt lebenden Typen, sondern in jener der soweit zurückliegenden Urform zu erwarten wäre, da sie eben noch keine Stilaugen hatte. Die heteromorphen Antennulae und alle übrigen homoeotischen Heteromorphosen haben aber durchwegs die Artcharaktere der jetzt lebenden Spezies, an der sie auftreten, lediglich der Ort der Formbildung ist ein geänderter.

Aber auch die beschränkte Anwendung des biogenetischen Grundgesetzes stößt auf Schwierigkeiten, wenn wir die gegenseitige Ersetzbarkeit mancher Anhänge (Schere und Schreitbein; Vorder- und Hinterflügel) in Betracht ziehen. Es müßte ja eines dieser Organe das phylogenetisch ältere sein, also kann die Erklärung durch das biogenetische Gesetz bloß jeweils auf den einen Fall zutreffen können.

Ich glaube daher jetzt eine neue Ansicht vertreten zu müssen, wonach die Ausbildung der Heteromorphosen auf die verschiedene Geschwindigkeit der Formbildung verschiedener Formen zurückzuführen wäre. Die Entwicklung des Körpers findet bei der Ontogenese der Arthropoden (und auch anderer Gruppen) von vorn nach rückwärts statt. Bei der fortschreitenden Ausbildung der Tierform werden die zunächst vorn

rasch sich entwickelnden Formen wieder aufgegeben und durch langsamer sich entwickelnde mit »höherer Differenzierung« ersetzt. Weiter
nach hinten zu bleiben die ersten rascher sich entwickelnden aber bestehen, da es dort zum Stillstand der Ausdifferenzierung kommt, ehe
die langsamen Formen Zeit gehabt haben, die schnellen zu verdrängen.
Werden nun später Körperanhänge entfernt, so tritt eine rasche regenerative Entwicklung auf; es kommt aber dabei nicht immer mehr zum
Ersatz der rascher wachsenden, normal weiter kephal liegenden Organe,
durch die höher differenzierten langsamer wachsenden, so daß erstere
bestehen bleiben. Namentlich ist dies dann der Fall, wenn ein Wachs-
tumszentrum für den höher differenzierten Anhang entfernt wurde,
das gar nicht mehr wiedergebildet wird (sog. »Ganglion« im Augenstile
der Krebse) oder durch Metamorphose jede weitere Umformung unmöglich wird (Fußglieder an der Insektenantenne). Diese Ansicht
wird unterstützt durch die wiederholt beobachtete Erscheinung (Flußkrebs, Gottesanbeterin), daß ältere Exemplare eher zu bleibenden Heteromorphosen neigen als jüngere. Dem widerspricht auch gewiß nicht, daß
Heteromorphosen, abermals abgeschnitten, wieder heteromorph regenerieren. Anderseits läßt die Beschleunigung bei allen Regenerationen
auch eine Erklärung für jene Fälle von Homoeosis zu, bei denen differen-
ziertere Organe oder der vorderen Region angehörige die ersetzenden
sind; doch harrt dies noch der experimentellen Durcharbeitung.

Wir wollen uns nun mit einer Mißbildung beschäftigen, die eine Mittel-
stellung zwischen Heterophorie und Heteromorphose einnimmt, nämlich
mit jenen Fällen, wo an einem Segment neben der normalen Ausbildung
noch die Bildung eines anderen Segmentes vorkommt, welch letztere
Bildung diesem Segmente nicht fehlt.

Wir haben bis jetzt zwei verschiedene Formen der Homoeosis kennen
gelernt, und zwar 1. jene, in welcher es sich um die Verschiebung eines
einem Segmente angehörigen Anhanges auf ein anderes Segment handelt,
ohne daß dabei an der ursprünglichen Stelle, wo der Anhang stehen
sollte, eine Bildung noch vorhanden wäre; wir haben die Fälle als Heterophorie bezeichnet; 2. haben wir Fälle kennen gelernt, wo ein Anhang
an einem anderen Segmente steht, welches Segment diesen Anhang zugleich aber auch aufweist; diesen Fall bezeichneten wir als typische

Ersatzheteromorphose. Ich habe erwähnt, daß wir noch einen dritten möglichen Fall betrachten müssen, wobei weder die sonstige Ausbildung des Segmentes, wo der Anhang abnormerweise auftritt, noch die des anderen Segmentes, wo er normalerweise auftritt, modifiziert ist. Diese Art der Homöosis ist bezeichnet worden als adventive Heteromorphose oder adventive Homöosis. Es handelt sich also dabei um das Hinzu-treten eines Anhanges an den Anhang eines Segmentes, wobei der normale Anhang des Segmentes außerdem noch vorhan-den ist und auch jenes Segment, dem normalerweise der Anhang angehören sollte, seinen normalen Anhang aufweist. Dieser Fall gehört streng genommen nicht unter die Hauptgruppe der Monstra alienantia, sondern eher unter die Exzessivbildungen. Aber eine strenge Scheidung dieser Gruppen ist ja ohnehin nicht möglich und es erscheint daher vorteilhafter, diese Heteromorphosen zusammen mit den übrigen zu be-sprechen. Ich will zunächst die Fälle anführen, welche von solchen adventiven Heteromorphosen bekannt sind, und ich möchte zunächst wieder auf die Arthropoden eingehen, schon aus dem Grunde, weil Sie hier sehr deutlich die ganz verschiedenen Gesetzmäßigkeiten und den Unterschied gegenüber den bisher besprochenen Heteromorphosen erkennen werden. Wenn wir wieder den Arthropodenkörper von vorne nach rückwärts schreitend durchgehen, so finden wir zunächst einen Fall, bei welchem an einem Vorderbein eines Zweiflüglers (*Dilophus tibialis*) ein Fühler angewachsen ist und zwar an dem Vorrderrand des Koxalstückes in einer solchen Lage, daß er mit dem normalen Fühler, der an der gewöhnlichen Stelle steht, zwar in einer spiegelbildlichen Symmetrie steht, jedoch, wie wir noch sehen werden, einer anderen Symmetrie folgt, als wir sie sonst für die Doppelbildungen kennen gelernt haben.

Wir finden dann einen Fall, wo an dem zweiten Thorakalbein der Krustazeengattung *Hippolyte* sich an einer Stelle, wo beim vorhergehen-den Beinpaar ein sog. Epipodit sich vorfindet, ebenfalls ein solcher vorhanden ist. Solcher Fälle hat man schon fünf zur Beobachtung be-kommen. Ferner kommt ziemlich häufig das Auftreten einer oder mehrerer überzähliger Geschlechtsöffnungen an den Beinen der Krustazee *Nephrops norvegicus* vor. Normalerweise stehen die männlichen Geschlechtsöffnungen an der Basis des fünften Thorakalsegments. In einer größeren Anzahl von Fällen (178 bei *Nephrops* und 26 beim Flußkrebs) fand sich die überzählige Geschlechtsöffnung am 4. und 5. Segment vor. Es ist zunächst die Frage, wie wir diese überzähligen Geschlechtsöffnungen überhaupt aufzufassen haben. Da die weibliche Geschlechtsöffnung normalerweise auf dem dritten Segment steht, könnte man glauben, daß es sich um einen partiellen Hermaphroditismus handelt. Die genauere Untersuchung zeigt aber, daß dies typisch männliche Geschlechtsöffnungen sind. Man könnte auch an eine Ersatzheteromorphose denken, indem das dritte Segment die Ausbildung des fünften übernommen hat. Jedoch ist auch dies nicht der Fall, da das zum fünften Segment gehörige Beinpaar ganz einfach ist und im Falle einer Ersatzheteromorphose das 3. Segment nun auch ein einfaches Beinpaar tragen müßte, in Wirklichkeit aber seinen normalen Scherenfuß besitzt. Es kann sich also nur um eine Zusatzheteromorphose handeln. Es gibt nun alle möglichen Kombinationen von diesen überzähligen Geschlechtsöffnungen.

Es können zwei überzählige Geschlechtsöffnungen auf beiden Seiten vorkommen, oder es kann auf der einen Seite die eine oder beide überzähligen Geschlechtsöffnungen fehlen. Hier handelt es sich also um eine ziemlich häufig auftretende Erscheinung, welche eine gewisse Variationsbreite zeigt, deren Bedeutung wir aber bis jetzt nicht kennen. Ich möchte erwähnen, daß bei einem Weibchen von *Gammarus* eine Versatzheteromorphose von der Art beobachtet wurde, daß die normalerweise am dritten Segment auftretende Geschlechtsöffnung von diesem gewandert ist nach einem weiter rückwärts gelegenen Segmente, ohne daß die Öffnung am dritten Segment erhalten geblieben wäre. Auch diese Erscheinung ist uns nicht ganz klar.

Wir finden weiter noch einen Fall, in welchem an einem Hinterleib einer Krabbe, der normalerweise nur ganz rudimentäre Beine aufweist, sich am letzten Segment ein Thorakalbein befindet und zwar ein Thorakalbein ,welches gar nicht jenem der normalen Seite, an welcher dieses Glied steht, anzugehören scheint, sondern jenem der entgegengesetzten Seite. Dieser Fall ist von Bethe ausführlich dargestellt worden und Bethe hat es tatsächlich so aufgefaßt, daß ein Schreitbein mit entgegengesetzter Symmetrie gewachsen ist. Er hat eine anatomische Untersuchung durchgeführt und gefunden, daß das Bein durch einen Nerven in Verbindung mit dem Thorakalganglion steht, und er schrieb daher die Bildung dieses Beines einem nervösen Einfluß zu. Damit hätten wir die wichtigsten Zusatzheteromorphosen bei den Arthropoden kennen gelernt. Solche Zusatzheteromorphosen finden sich aber auch bei den Wirbeltieren, und zwar haben sich auch solche gefunden, welche sich als Homöosis zu erkennen geben, indem sie an andern Segmenten befindliche Anhänge wiederholen. Unter andern hat man eine Reihe von menschlichen Monstra kennen gelernt, bei denen sich unterhalb der eigentlichen Ohrmuschel noch weitere äußere Ohren befanden. Solche ohrmuschelähnliche Anhänge finden sich auch bei gewissen Wiederkäuern und bei Ziegen an analogen Stellen wie bei menschlichen Mißbildungen. Eine solche Wiederholung von metameral stehenden Gliedmaßen findet sich auch bei den Hörnern der Wiederkäuer, obwohl es infolge der weitgehenden Verschmelzung der Segmente des Kopfes schwer ist, eine Unterscheidung gegenüber Doppelbildungen zu treffen.

Wir finden dann eine Reihe von Zusatzheteromorphosen sowohl bei den Insekten, als auch bei den Wirbeltieren, welche nicht unter die Gruppe der Homöosis fallen, weil der Zusatz nicht einen anderen Segmente angehören muß, jedenfalls aber nicht an jener Stelle steht, an der der normale Anhang vorhanden ist, und zwar ist es gewöhnlich die Mittellinie der dorsalen Körperhälfte. Solche Fälle sind von einer Fliege (*Palaeoptera*) bekannt, bei der sich an dem Vorderrücken in der Mitte eine rudimentäre Flügelschuppe befindet, während die normalen Flügel in normaler Ausbildung vorhanden sind. Ähnliche Fälle finden sich bei den Wirbeltieren. Unter anderen habe ich selbst einen Fall bei einem Haifisch beobachtet, wo sich in der Parietalgegend ein Anhang erhob, der sich als rudimentäres Flossenpaar zu erkennen gab. Was die formale Genese dieser Adventivbildungen anlangt, so wissen wir darüber eigentlich nichts. Wir sind ganz angewiesen auf vergleichende Untersuchungen, denn wir haben bisher nicht Gelegenheit gehabt, im Verlaufe von Versuchen zu sehen, wie eigentlich diese Gebilde zustande kommen. Wohl können wir uns aber eine Erklärung zurechtlegen, wenn wir auf die Stellung und Symmetrieverhältnisse dieser Zusatzbildungen Rücksicht nehmen. Zunächst möchte ich darauf hinweisen, daß die Gesetzmäßigkeiten, die wir für die Ersatzheteromorphosen kennen gelernt haben, daß nämlich das Glied mit der höheren, sinnesfunktionellen Ausbildung ersetzt wird immer nur durch Anhänge geringerer sinnesfunktioneller Ausbildung, hier nicht zutreffen. Am Bein der Mücke kam, wie wir sahen, ein Anhang mit höherer sinnesfunktioneller Ausbildung, nämlich ein Fühler, zu stehen. Würden wir eine ähnliche Entstehungsweise wie dorten auch hier annehmen, kämen wir zu einem schwerwiegenden Dilemma. Wir müßten nämlich dann jenen Anhängen mit geringerer sinnesfunktioneller Ausbildung die Fähigkeit zuschreiben, unter gewissen Umständen die Potenz zu besitzen, sinnesfunktionelle höherstehende Anhänge zu erzeugen.

Ganz dasselbe ist auch in manchen anderen Beispielen der Fall. Wir sahen bei der Krabbe an Stelle des rudimentären Schwimmbeines ein wohlentwickeltes Thorakalbein auftreten. Wir fanden dann an dem Bein der *Hippolyte* einen Epipoditen, wobei gerade nicht von dem Vorhandensein einer höheren, sinnesfunktionellen Ausbildung die Rede sein kann; aber jedenfalls tritt hier eine Bildung auf, die bei niedrigeren Formen tatsächlich auch am zweiten Thorakalbein entwickelt ist. Dieser Fall würde sich einreihen lassen in jene Gruppe, die ihre Erklärung in dem Atavismus auf Grund des biogenetischen Gesetzes findet. Wir können annehmen, daß hier die ursprüngliche Potenz, einen Epipoditen auszubilden, vorhanden ist, welcher im Verlauf der Phylogenese verloren gegangen ist. Bei den überzähligen Geschlechtsöffnungen können wir mit einer Parallele zu den Ersatzheteromorphosen nichts anfangen. Hier handelt es sich nicht um einen Ersatz, sondern um einen Zusatz. Hier werden wir annehmen können, daß die Potenz zur Ausbildung der Geschlechtsöffnung eigentlich den Koxopoditen aller Thorakalbeine zukommt und nur durch Hinzutreten eines neuen Faktors dieselbe auf ein bestimmtes Beinpaar beschränkt ist. Wir wollen uns in der folgenden Betrachtung auf den Fall bei der Mücke und bei *Carcinus maenas* beschränken. Wir finden bei Betrachtung der Symmetrieverhältnisse des Fühlers und des überzähligen Fühlers der Mücke, daß beide Gebilde sich die ventrale Seite zu und die dorsale abkehren. Denken wir daran, was wir über die Verteilung der Potenzen am Tierkörper kennen gelernt haben, so steht das in Widerspruch mit den bei den Doppelbildungen gefundenen Verhältnissen, wo es nie vorkommt, daß eine ventrale Fläche gegen eine ventrale sieht. Wenn irgendwo die dorsale Fläche eine Trennung von der ventralen erfahren hat, dann tritt nicht mehr eine Ausbildung an diesen Stücken auf, sondern es tritt immer nur jene Ausbildung auf, welche der dorsalen oder der ventralen Partie entspricht.

Ganz ähnlich verhält sich der zweite Fall bei *Carcinus maenas*. Wenn wir uns das überzählige Schreitbein ansehen, so finden wir, daß es sich nicht um ein Bein handelt, welches der entgegengesetzten Körperseite angehört, sondern es handelt sich hier in Wirklichkeit um ein Bein, das derselben Körperseite zugehört, das aber in einer dorsiventral verkehrten Richtung zum Körper steht. Sie sehen, auch dieser Fall widerspricht im gewissen Sinne dem, was wir bisher über die dorsiventrale Ausbildung gesagt haben. Es ist nun die Frage: Gibt es eine Erklärung, welche diese Fälle einem gemeinsamen Gesetz einordnet und uns den Widerspruch auflöst zwischen diesen Fällen und den bisher kennen gelernten Gesetzen über die Unmöglichkeit der Vertretung von Dorsum und Ventrum. Eine solche Erklärung gibt es. Wenn während der Embryonalentwicklung Teile abgesprengt werden und an andere Stellen gelangen, sich dorten befestigen, so werden sie den ihnen entsprechenden Körperteil liefern. Diese Teile brauchen sich nicht mehr zu kümmern um Dorsum und Ventrum. Gerade deshalb wird es nicht mehr darauf ankommen, in welcher Lage diese Teile zueinander stehen, sondern das wesentliche wird sein, wie die Anheftung des Teils stattgefunden hat. Eine solche Erklärung habe ich für diese Fälle zu geben versucht. Es zeigt sich tatsächlich, daß wenn wir die Lage des Embryos im Ei betrachten, bei einer Absprengung der Fühleranlage diese sehr leicht mit dem Beine in eine derartige Berührung kommen kann, um bei einer Weiterentwicklung einen Fühler in die erwähnten Lagerung hervorzurufen. Es ist die Möglichkeit gegeben, daß die dorsale Fläche in Verbindung tritt wieder mit einer dorsalen Fläche der Beinanlage und es kann das abgesprengte Stück jene Stellung erlangen, die in unserem Falle tatsächlich vorhanden ist. Ganz die analoge Erklärung gilt für den Fall bei *Carcinus maenas*.

Wir haben also anzunehmen, daß es sich bei diesen Zusatzheteromorphosen nicht um die Entfaltung an dieser Stelle vorhandenen Potenzen handelt, sondern um die Versprengung von Keimteilen; welche Versprengungen wir durch künstliche Transplantation auch nachahmen können.

c) Heterogenesis.

Wir haben nun jene Gruppe von Mißbildungen zu besprechen, welche zu der größeren Klasse der Monstra alienantia gehören und welche ausgezeichnet sind durch die Monstrosität eines ganzen Körpersystems. Also einer Gruppe, der wir ja auch in den früheren Klassen der Exzeß- und Defektbildungen begegnet sind und die auch tatsächlich mit diesen Gruppen einige Analogien besitzt.

Zunächst möchte ich ein ganz typisches Beispiel, wie ein ganzes System in monstruöser Weise entwickelt sein kann, anführen. Ich meine nämlich die turmförmig oder treppenförmig entwickelten Gewinde der Schnecken. Bei einer gewöhnlichen Weinbergschnecke weist die Höhe ungefähr die gleiche Größe auf wie der Durchmesser des Gehäuseumfanges. Es gibt aber Exemplare, bei denen eine ungeheure Auseinanderziehung der ganzen Schneckenform stattgefunden hat: treppenförmiger oder skalariformer Typus. Eine ähnliche, die äußere Körperform durchaus verändernde Mißbildung findet sich bei der im allgemeinen ganz flachen Planorbis, wo gleichfalls Exemplare vorkommen, die sich in nichts von den normalen unterscheiden; nur das Gehäuse ist in turmförmiger Weise auseinander gezogen.

Außer diesen weitgehenden, den ganzen Habitus des Tieres verändernden Mißbildungen gibt es eine Reihe von verschiedenen Veränderungen, die ein ganzes Körpersystem zwar betreffen, den Charakter des Tieres aber nicht so weit verändern, als daß man es nicht sofort auf den ersten Blick als einer bestimmten Art angehörig erkennen würde.

Was uns bei einem Tiere zunächst ins Auge fällt, ist dessen Farbe. Wir finden nun Fälle, daß Tiere, die normalerweise eine bestimmte Färbung aufweisen, eine andere Färbung zeigen. Die Fälle, wo dies durch ein Zuviel oder Zuwenig eines bestimmten Pigmentes bedingt ist, haben wir schon bei den Exzeß- bzw. Defektbildungen behandelt (Nigrinos und Albinos). Jetzt haben wir uns aber mit Fällen zu beschäftigen, wo anstatt einer bestimmten Färbung eine andere Färbung auftritt. Hier sind es namentlich zwei Farben, die im Tierreich immer und immer wieder als Monstruosität auftreten; das ist einerseits die rote Farbe und die Träger solcher Färbung bezeichnen wir als »Eriythrismen«, anderseits die gelbe Farbe und diese Exemplare werden als »Xanthorismen« bezeichnet. Was die rote Farbe anbelangt, so läßt sich durch die chemische Darstellung des Melanins zeigen, daß es sich hier wahrscheinlich um Zwischenprodukte des Melanins handelt, die eine schöne kirschrote Farbe besitzen.

Wahrscheinlich sind die roten Farben als nicht vollständig oxydierte Produkte aufzufassen, in welchen nicht die Endstufe des Melanins erreicht wurde.

Solche Erythrismen habe ich unter anderen beobachtet bei einem sonst ganz schwarzen Bockkäfer und auch sonst kommen sie namentlich bei den Säugetieren häufig vor. Hier finden wir fast überall fuchsrote Abarten, die zunächst als Monstruosität erscheinen und bei weiterer Zucht sich aber als Rassen zu erkennen geben.

Etwas anders verhält sich es mit den Xanthorismen. Gelbe Tiere, die unter einer Bevölkerung anders gefärbter Tiere auftreten, finden sich in der Natur weit verbreitet. Wir finden sie unter den Pferden bei den Falben und Isabellen, ferner bei einigen Vögeln und zwar durchaus als Rassencharakter ausgebildet. Der Kanarienvogel ist hierfür ein deutliches Beispiel. Der wilde Kanarienvogel weist eine grünlichgrau gemischte Zeichnung auf. Ähnliche Monstra finden sich beim Wellensittich. Der wilde Wellensittich ist grün mit schwarzen Flügeln, der gefangene ist häufig gelb. Das Überhandnehmen der gelben Farbe bei gefangenen Vögeln zeigt sich auch bei Gimpeln und namentlich bei Kreuzschnäbeln.

Wenn wir uns fragen, ob es sich hier vielleicht um eine noch niedrigere Stufe des roten bzw. schwarzen Pigments handelt, so müssen wir diese Frage verneinen. Wir kennen in dem chemischen Aufbau des Melanins kein Produkt, das gelb wäre. Ferner zeigt es sich, daß die gelbe Farbe bei Kreuzungen von Fuchs und Falbe gegenüber der roten Farbe dominant ist. Ein Falbe mit einem Fuchs gekreuzt ergibt in der Nachkommenschaft erster Generation lauter Falben. Es handelt sich hier demnach nicht um einen Defekt gegenüber dem Rot. Es zeigt sich in der Vererbung, daß die Defektbildungen immer rezessiv sind. Wie haben wir aber diese Xanthorismen aufzufassen, wenn es sich hier nicht um einen typischen Defekt handelt? Können vielleicht andere Faktoren imstande sein, eine Gelbfärbung hervorzurufen? Hier ist uns ein Fingerzeig bei der *Phylloxera* gegeben, wo die im Hochsommer vorhandenen Varietäten zitronengelb, die während der anderen Jahreszeiten grün gefärbt sind. Dieser Fingerzeig wird bestätigt durch von mir durchgeführte Versuche an Gottesanbeterinnen. Die Gottesanbeterin tritt im Freien in grünen oder braunen, sehr selten nur in gelben Exemplaren auf. Ihre Eier überwintern. Die Versuche der letzten drei Jahre haben ergeben, daß wenn man die Eier in die Wärme bringt, so sind die ausschlüpfenden Exemplare durchweg kanariengelb gefärbt, obzwar deren Eltern grün oder braun gefärbt waren. Läßt man die Eier aber überwintern und zieht sie erst in den Sommermonaten auf, so erhält man Exemplare, die nur braun oder grün gefärbt sind. Bringt man also ein Tier unter ähnliche Bedingungen wie die Stubenvögel, so tritt das gelbe Pigment auf. Was eigentlich diese Gelbfärbung zu bedeuten hat, wissen wir nicht; sie kommt durch Einwirkung mehrerer äußerer Faktoren zustande, unter denen, wie es scheint, die Temperatur eine große Rolle spielt. Bei den Xanthorismen handelt es sich also vielleicht um etwas anderes als bei den als Defektbildungen anzusprechenden Albinismen und Erythrismen.

Ferner gibt es eine Reihe von Monstruositäten, die sich auf die Ausbildung der den Körper bekleidenden Federn und Haare beziehen. Hierher gehören Fälle, bei denen es sich nicht um eine zu starke oder zu geringe Ausbildung der Haare, sondern um eine andersartige Ausbildung der Behaarung handelt. Ich erinnere Sie an die schneckenartig gedrehten Haare der Angorakatzen und -ziegen, an die bei Hunden so mannigfach auftretenden Veränderungen des Haarkleides, wie wir sie niemals bei wilden Hunden bemerken, wie z. B. die Stichelhaarigkeit. Außer den Haaren kann auch die Oberhaut sehr merkwürdig verändert sein, z. B. ist die Haut der sog. Stachelschweinmenschen wie mit lauter kleinen Spitzen besetzt; die Haut der mit Tylosis behafteten Menschen hat eine schwielige Beschaffenheit. Diese Monstruositäten sind gleichfalls vererbbar. Auch bei Vögeln finden wir analoge Veränderungen, auch hier können die Federn eine Beschaffenheit annehmen, wie wir sie bei den betreffenden Wildarten nicht finden. Ich erinnere an die Seidenhühner, die ein fein zerschliessenes Federkleid aufweisen; ferner an die Wollhühner, die ganz gedrehte Federn besitzen. Auch diese Fälle, welche zunächst sporadisch auftreten, finden sich später als wohlausgebildete Rassen vor und wir finden von allen diesen ursprünglichen Mißbildungen ganze Generationen, welche weitergezüchtet wurden.

Auch im Knochensystem finden wir derartige Mißbildungen. Es gibt Monstruositäten, welche aus sämtlichen analogen Stellen des Knochensystems auftreten können und so weitgehende Veränderungen im Gesamthabitus herbeiführen. So trat in Amerika in einer Schafherde plötzlich ein sog. Otterschaf auf, das anstatt der vier langen Beine vier kurze gekrümmte besaß. Wer denkt hierbei nicht sofort an die Dachshunde. Auch diese weisen den Charakter einer bekannten Hunderasse, der Vorstehhunde auf, haben aber vier kurze gekrümmte Beine. Über den Ursprung des Dachshundes wissen wir nichts; er war schon im alten Ägypten bekannt. Beim Otterschaf aber wissen wir, daß es als plötzliche Mißbildung in einer Herde aufgetreten ist.

Die besprochenen Merkmale beziehen sich alle auf morphologische Charaktere. Es gibt aber eine Reihe von Monstruositäten, die wir nicht ohne weiteres als Monstra erkennen, sondern wozu es nötig ist, das Betragen der Tiere zu beobachten. Hierher gehören die merkwürdigen Purzeltiere; das sind Tiere, deren Bewegungen in abnormer Weise verändert sind, was auf ein abweichendes Verhalten des Zentralnervensystems zu beziehen ist. Dahin gehören die Purzelenten und Purzeltauben. Diese Eigenschaften haben wohl für das Tier einige Unannehmlichkeiten, sonst aber keine weiteren ernsten Folgen. Beim Menschen gibt es aber eine Monstruosität, die für das betreffende Individuum sehr gefährlich sein kann; das ist die Eigenschaft der sog. Bluter. Bei diesen treten schon bei geringfügigen Verletzungen schwere, unstillbare Blutungen auf. Diese Eigenschaft bezieht sich auf das ganze Gefäßsystem. Auch diese Monstruosität ist vererbbar und kann zu einem Rassenmerkmal werden. Möglicherweise ist die Bluterkrankheit weniger eine physiologische Monstruosität, als eine chemische, indem sie durch die mangelnde Gerinnungsfähigkeit des Blutes bedingt ist. Chemische

Monstruositäten sind solche, bei denen im Stoffwechsel nicht jene Produkte geliefert werden, wie bei normalen Individuen. Das zeigt sich deutlich auch in den Ausscheidungen, also namentlich im Harn. Bei Menschen mit Alkaptonurie finden wir, daß ein ganz anderes Abbauprodukt geliefert wird, indem der Harn dunkel gefärbt ist, daß also der Körper eine andere chemische Zusammensetzung hat als der normaler Individuen. Auch diese Abnormität ist vererblich.

Wenn wir die zuletzt besprochenen Monstruositäten betrachten, zeigt es sich, daß überhaupt gerade diese Abteilung von Abnormitäten die Neigung zeigt, sich zu vererben.

d) Hermaphroditismus (Heterogenitalismus).

Von dieser Gruppe, die wir wenn auch nicht ganz zutreffend als Gruppe der Mutationen bezeichnen können, haben wir überzugehen, zu einer Gruppe der Monstra alienantia, die sich auf die andersartige Ausbildung des Geschlechts bezieht. Auch hier sehen wir, daß wir solchen Fällen schon früher bei den Defekt- und Exzeßbildungen begegnet sind und die wir als Neotenie und Progenese schon näher besprochen haben. Jetzt handelt es sich aber um solche Fälle, wo bei einem männlichen Individuum weibliche Charaktere und umgekehrt auftreten, also um jene Fälle, die man als Hermaphroditismus zu bezeichnen pflegt. Die meisten Tiere sind zweigeschlechtig; daneben kommen in manchen Fällen sog. dritte Geschlechter (Arbeiter, Soldaten) vor, die aber als reduzierte Geschlechtstiere anzusehen sind.

Die Frage nach dem möglichen Grade des Hermaphroditismus ist schon seit altersher eingehend untersucht worden. Manche Tiere sind normalerweise Zwitter, wie z. B. die Schnecken, die Lumbriciden und sogar eine Fischart (*Serranus*). Von den Säugetieren und Vögeln sind keine normal vorkommende Zwitter bekannt, weshalb hier jede auftretende Zwitterbildung als Monstrum anzusprechen ist. Dasselbe gilt für die Insekten.

Ehe ich näher darauf eingehe, muß ich einige Worte über primäre und sekundäre Geschlechtscharaktere verlieren.

Ein Männchen unterscheidet sich vom Weibchen nicht nur durch

eine andere Geschlechtsdrüse, sondern es besitzt auch andere Ausfuhrgänge des Geschlechtsorgans und außerdem noch Unterschiede, welche
nicht in direkter Beziehung zu den Geschlechtsorganen und ihrer Funktion stehen. Die Terminologie ist hier nicht einheitlich. Viele Autoren
betrachten nur die Keimdrüse als primäres, alle anderen Unterschiede
als sekundäre Geschlechtscharaktere, während andere auch die zum
Begattungsakt nötigen Organe als primäre Geschlechtscharaktere bezeichnen. Wir haben es hier mit zwei Erscheinungen zu tun. Einerseits
sind die Ausfuhrgänge und äußeren Geschlechtscharaktere unbedingt
für die Ausübung des Geschlechtsaktes notwendig. Bei den sekundären
ist dies nicht der Fall. Das spricht sich schon darin aus, daß bei einer
Tierart ein Geschlechtscharakter vorhanden ist, der einer anderen Tierart
derselben Gattung fehlt, oder bei beiden Geschlechtern vorhanden ist.
Ja es kann sogar vorkommen, daß ein Geschlechtscharakter nur einigen
Männchen zukommt. Bei den Schwimmkäfern finden sich Männchen
mit glatten Flügeln, während andere Männchen gleich den Weibchen
geriefte Flügel haben.

Als hermaphroditische Tiere im weitesten Sinne bezeichnen wir solche
Tiere, die sowohl Charaktere des Männchens als auch des Weibchens in sich
vereinigen. Wir müssen aber bedenken, daß so weitgehende Defi-
nitionen nur dazu dienen, um diese Gruppe der Mißbildungen sofort
einreihen zu können in eine allgemeine Klassifikation, daß wir es aber
nicht mit einer natürlichen Gruppierung zu tun haben. Wenn wir die
verschiedenen Merkmale, die ein Männchen und ein Weibchen voneinander unterscheiden, betrachten, so sind es zunächst die primären Geschlechtsorgane, die Keimdrüsen, welche die eigentliche Grundlage für
die Unterscheidung der beiden Geschlechter geben. Daneben gibt es
sekundäre Geschlechtscharaktere, welche zerfallen: 1. in genitale Charaktere, welche in direkter Beziehung zu den Keimdrüsen stehen, und
2. in extragenitale Charaktere, die wenigstens in keiner direkten morpho-
logischen Beziehung zu den Geschlechtsdrüsen stehen, sondern an anderen
Stellen des Körpers auftreten. Sie können auch als tertiäre Geschlechtscharaktere bezeichnet werden.

Wenn wir nun den Hermaphroditismus selbst wieder in weitere
Klassen einteilen wollen, so können wir zunächst als Einteilungsgrund

den Grad ansehen, in welchem diese Zwittrigkeit auftritt. Wir können
also als vollständige Zwitter jene Tiere bezeichnen, bei denen die primären
Geschlechtscharaktere beider Geschlechter zugleich vorhanden sind.
Dann als partielle solche, wo z. B. ein Hoden bzw. ein Ovar vorhanden
ist und außerdem die sekundären Geschlechtscharaktere des entgegengesetzten Geschlechtes in irgendeiner Weise hervortreten. Ferner gibt
es eine Reihe anscheinender Zwitterbildungen, die einen noch geringeren
Grade der Zwittrigkeit aufweisen, wo sich nämlich nur extragenitale
Geschlechtscharaktere des einen Geschlechtes beim anderen vorfinden.

Wir kommen nun zur Kasuistik und wollen zunächst mit einer Tiergruppe beginnen, bei der die Zwittrigkeit normal ist, nämlich mit
den Anneliden. Beim Regenwurm findet sich im 13. Segment die weibliche, im 11. oder 10. Segment hingegen die männliche Geschlechtsöffnung.
Ähnlich verhält es sich bei dem wasserlebenden Oligochäten *Criodrilus*.
Manchmal finden sich aber im Freien Tiere, bei denen ein gemischter
Modus auftritt und bei welchen sich die Geschlechtsorgane, die im
13. Segment stehen sollten, sich in einem früheren Segment vorfinden,
so daß sich innerhalb eines Segmentes männliche und weibliche Drüsen
vorfinden, so daß man also von einer Zwittrigkeit in bezug auf ein Segment sprechen könnte. Man hat diese Vorkommnisse als Variationen
angesehen.

Gehen wir über zu den normalerweise getrenntgeschlechtlichen Tieren,
so treffen wir zunächst bei den Krustazeen auf eine große Reihe von
Formen, wo man zwar Weibchen und Männchen gut unterscheiden
kann, wo aber Übergangsformen zwischen beiden Geschlechtern auftreten, die uns als Zwitter erscheinen. Das Weibchen von *Inachus* besitzt Scheren, welche nicht geschwollen sind, und einen kräftigen Hinterleib, dessen erstes Paar von Anhängen zu Eierträgern ausgebildet ist.
Die Männchen hingegen haben angeschwollene Scheren, einen schlanken
Hinterleib, an welchem das erste Paar von Anhängen zu einem Penis
umgestaltet ist. In der Natur finden sich nun mitunter Tiere mit dem
Habitus eines Männchens, dessen Scheren aber nicht angeschwollen
sind. Dann gibt es Tiere, die einen Hinterleib haben, der eine Mittel-
stellung zwischen beiden Geschlechtern einnimmt und deren Scheren
nur wenig angeschwollen sind. Solche Mittelformen kommen bei einer

ganzen Reihe von dekapoden Krustazeen vor und man hat schon vor längerer Zeit die Beobachtung gemacht, daß diese Formen gerade dann auftreten, wenn sie von einem gewissen Schmarotzerkrebs, der *Sacculina* befallen sind. Sehr häufig finden sich auch kleine Männchen, die keine angeschwollenen Scheren haben und von denen es sich herausgestellt hat, daß es sich um keine Zwitter, sondern nur um noch nicht geschlechtsreife Individuen handelt, deren Scheren zur Zeit der Geschlechtsreife erst anschwellen. Es ist also die Frage, ob eine Form als Zwitter anzusprechen ist, nicht so einfach. Auch vollständige Zwitter mit Ovarium und Hoden kommen unter den Krustazeen vor. So finden sich beim Hummer mitunter neben dem Sperma auch Eier. Es finden sich ferner bei den Krustazeen Tiere, die nur auf einer Körperseite männliche Charaktere ausgebildet haben, während dieselben auf der anderen Seite fehlen; ein solcher Fall ist von einem Kopepoden bekannt. Ähnliche Fälle finden sich bei den Spinnen, deren Palpen beim Männchen eigentümlich umgestaltet und angeschwollen sind, indem auch hier sog. halbierte Zwitter mit nur einseitiger Ausbildung des männlichen Charakters verkommen.

Auch bei den Insekten finden sich zweifellose Fälle von Zwittrigkeit, darunter auch sehr merkwürdige Fälle der sog. halbierten Zwitter. So finden wir beim Schwammspinner, bei welchem Männchen und Weibchen sich in auffallender Weise voneinander unterscheiden, Exemplare, die in der Mitte scharf geschieden auf der einen Seite die männlichen, auf der anderen Seite die weiblichen Charaktere aufweisen.

Neben diesen halbierten Zwittern gibt es bei den Insekten noch eine zweite Form, bei der die Zwitterigkeit in der Weise sich ausspricht, daß mosaikartig bestimmte Regionen mit den männlichen Geschlechtscharakteren, andere mit den weiblichen ausgefüllt erscheinen. Als Beispiel kann ein Zitronenfalter dienen, bei welchem manche Teile der Flügel die hellgelbe Farbe des Weibchens, andere die dunkle des Männchens aufweisen. Derartige gemischte Zwitter kommen namentlich bei den Artbastarden häufig vor. Es hat sich herausgestellt, daß bei gewissen Kreuzungen ausschließlich Zwitter zustande kommen. Auch bei den Käfern sind Fälle von halbierten Zwittern bekannt, darunter ein sehr augenfälliger vom Hirschkäfer.

Was die Mollusken anlangt, so sind sie größtenteils normalerweise Zwitter und von den getrennt geschlechtigen Cephalopoden sind uns keine Fälle von Hermaphroditismus bekannt. Bei den Wirbeltieren finden sich Angaben über Zwitter schon in der ältesten Literatur, wenngleich die meisten nicht auf das Vorhandensein von Hoden und Ovarien untersucht worden sind. Bei den Vögeln sind halbierte Zwitter bekannt, beim Gimpel und Buchfink, wo sich auch Hoden und Ovarien an den entstprechenden Seiten vorfanden. Auch bei den Säugetieren kommen echte Zwitter bis zum Menschen hinauf vor. Häufiger sind jene Fälle, wo die Zwitterbildung sich auf die äußeren Geschlechtscharaktere bezieht. Sehr häufig wird Zwittrigkeit vorgetäuscht in Fällen, wo es sich um Kastraten handelt. Man weiß, daß nach Kastration die männlichen Geschlechtscharaktere zurücktreten und Charaktere auftreten, die zunächst den Eindruck einer Femination machen. Diese Charaktere sind aber meist keine spezifisch weiblichen, sondern mehr allgemeiner Natur. Man hat seit langer Zeit versucht, eine Verbindung zwischen sekundären und primären Charakteren herzustellen. Von den darüber bestehenden Theorien steht jene im Vordergrund des Interesses, welche die sekundären Geschlechtscharaktere durch die primären bestimmt sieht. Dadurch würde es sich erklären, warum die sekundären Geschlechtscharaktere nach Ausfall der primären zurücktreten. Demgegenüber müssen wir auf jene Fälle hinweisen, bei welchen es sich um die Ausbildung von Charakteren des entgegengesetzten Geschlechtes handelt. Man hat bei Hühnern beobachtet, daß Weibchen, die alt und steril sind, männliche Charaktere annehmen, indem sie starke Schwanzfedern, Sporen und Kamm bekommen. Also muß es hier doch möglich sein, daß eben Zwitter aus ursprünglich weiblichen Tieren entstehen. Ähnliches ist auch beim Menschen bekannt, wo im höheren Alter beim weiblichen Geschlecht Schnurrbarthaare auftreten können.

Zum Schlusse möchte ich noch auf zwei merkwürdige Fälle hinweisen. Der erste bezieht sich auf den Buchfink. Bei einem Tiere befanden sich auf gemeinsamem Beinpaar zwei Oberkörper. Der eine dieser Finken war ein typisches Männchen mit der charakteristischen Färbung, der andere hingegen ein typisches Weibchen mit grünlichgelbem Federkleid. Der zweite Fall ist diesem ähnlich; er betrifft ein Schwein, das zwei Hinterteile besaß, von denen der eine weibliche, der andere männliche Genitale aufwies. Daß solche Fälle möglich sind, zeigen auch Untersuchungen an Rattenembryonen, wo sich innerhalb gemeinsamer Eihäute zwei Tiere verschiedenen Geschlechtes befanden

Was nun die formale Genese dieser Fälle anlangt, so läßt sich darüber folgendes aussagen. Durch experimentelle Untersuchungen an Würmern hat es sich herausgestellt, daß bei Abschneiden der Geschlechtsregion diese regeneriert und die neue hervorsprossende Region nicht mehr die Trennung in männliche und weibliche Segmente aufweist. Es ist sehr leicht möglich, daß die natürlichen Fälle von segmentalen Hermaphroditismus bei Criodrilus gleichfalls auf Regeneration zu beziehen sind.

Bei *Inachus* wurde nachgewiesen, daß die Infektion mit *Sacculina* das Auftreten weiblicher Charaktere beim Männchen zur Folge hat. Es zeigt sich weiter, daß die mit Sacculina infizierten Tiere keine funktionierenden Geschlechtsorgane hatten. Wurde die *Sacculina* von den Männchen entfernt, so verwandelten sich diese nun in Weibchen. Bei den Weibchen verhält es sich nicht so, Wenn ein Weibchen infiziert wird, so verliert es nie seine typische Form und produziert immer nur Eier. Was die Spinnen und Copepoden anlangt, so handelt es sich in den besprochenen Fällen nicht um Zwitter, sondern um einfache Regenerationserscheinungen, indem bei Verlust des Fühlers oder der Palpe kurz vor der letzten Häutung diese wohl regeneriert, aber nicht mehr die spezifisch männliche Form aufweist.

Was die Insekten anlangt, so haben wir für die besprochenen Fälle der halbierten und gemischten Zwitter keine Erklärung und zwar aus dem Grunde, weil Exstirpation der Keimdrüsen bei der Larve nach übereinstimmenden Experimenten mehrerer Autoren keinen Einfluß auf die Gestaltung des auskriechenden Schmetterlings hat, auch nicht nach Implantation der »heterologen« Keimdrüse des anderen Geschlechtes.

Anders liegen die Verhältnisse bei den Wirbeltieren. Bei Frühkastraten treten scheinbare Zwitterbildungen auf. Daß die Fähigkeit zur Bildung weiblicher Charaktere auch im Männchen steckt, beweisen Versuche. Wurden kastrierten Männchen Ovarien implantiert, so wurde dadurch das Anschwellen von Mammardrüsen beim Meerschweinchen und das Auftreten anderer weiblicher Charaktere bei Ratten erzielt. Werden endlich in kastrierte Tiere beide Keimdrüsenarten eingepflanzt, so hat man künstliche Zwitter erhalten, welche sekundäre und tertiäre Geschlechtscharaktere nebeneinander ausbilden. Die beiden letzteren sind also von der Anwesenheit der sekundären Drüse abhängig und zwar von dem sog. » Pubertäts «teile.

e) Situs inversus (Heterotaxie).

Wir haben schließlich die letzte Gruppe der Mißbildungen kennen zu lernen, falls man diese überhaupt als Mißbildung aussprechen will, nämlich den Situs inversus, d. i. die in bezug auf die normale Körpersymmetrie verkehrte Lage aller Organe oder bestimmter äußerlich sichtbarer Organe. Der Situs inversus könnte auf den ersten Blick als identisch mit der Heterophorie erscheinen. Aber es besteht ein sehr großer Unterschied zwischen beiden Gruppen. Der Situs inversus hat durchaus normal funktionierende Organe, was bei den Verschiebungen oder Heterophorien natürlich nicht der Fall ist. Auch darf man sich in formaler Hinsicht nicht vorstellen, daß einfache Verschiebungen von Organen den Situs inversus hervorzubringen imstande seien. Sie wissen ja, daß Spiegelbilder die Eigentümlichkeit haben, in derselben Ebene verschoben nicht zur Deckung gebracht werden zu können, sondern hierzu ist es nötig, dieselben aus ihrer Ebene herauszubringen. Mit dem Situs inversus der inneren Organe ist übrigens die äußere Asymmetrie nicht untrennbar verbunden: Situs inversus und Linkshändigkeit fallen z. B. beim Menschen keineswegs zusammen. Wir wollen die nun einzelnen Fälle besprechen. Ich möchte zunächst beginnen mit den Schnecken. Die Schnecken stellen uns ja das charakteristischste Beispiel einer asymmetrischen Bildung dar. Die meisten Schneckenarten haben eine für ihre Art charakteristische Windungsrichtung. Bei unseren gewöhnlichen Weinbergschnecken sind die meisten Formen rechtsgewunden. Es gibt nun Exemplare, bei denen das Gehäuse und damit alle inneren Organe links gewunden sind. Nicht alle Schnecken sind normalerweise rechts gewunden, sondern es gibt auch normal linksgewundene Formen und auch unter diesen trifft man vereinzelt rechtsgewundene Individuen.

Nicht nur im Gehäuse spricht sich der Situs inversus aus. Bei den gehäuse-
losen Nacktschnecken, die normalerweise auf der rechten Körperseite
die Atemöffnung besitzen, finden sich Individuen mit linksstehender
Atemöffnung.

Von den Schnecken möchte ich übergehen zu den Ringelwürmern,
bei denen es mehrere Fälle von Asymmetrie gibt, so bei den meistens
in Gehäusen lebenden Serpuliden. In der Nähe des Mundes befinden
sich die beiden sog. Operculae, von denen das eine funktioniert, während
das andere rudimentär ist. Das funktionierende findet sich bei einigen
Arten in der Mehrzahl der Exemplare auf der rechten, bei anderen auf
der linken Seite, während bei wieder anderen überhaupt keine Regel in
diesem Verhältnis herrscht. Ein Bruchteil der Individuen der beiden
ersten Fälle zeigt also ein gegenüber der Norm abweichendes Verhältnis.

Diese Fälle von Situs inversus leiten zu den Krustazeen über, wo sich
in großer Ausdehnung ein partieller Situs inversus findet, nämlich in
bezug auf die Verschiedenheit der beiden Scheren. Bei der Untersuchung
einer großen Reihe von Dekapoden hat es sich gezeigt, daß sehr selten
beide Körperseiten gleich stark ausgebildet sind. Gewöhnlich ist die
eine Körperseite ausgezeichnet durch die gewaltige Entwicklung einer
Schere. Hier kommt es nun sehr häufig zu einem Situs inversus, der
im Falle, daß das Tier in seinem inneren Bau ganz symmetrisch ist,
einen vollständigen Situs inversus vorstellt. Bei auch in ihrem inneren
Körperbau assymmetrisch gestalteten Tieren ist dieser Situs inversus
natürlich nur ein partieller. Ich erwähne hier zunächst die Verschieden-
scherigkeit bei der Krabbe *Eriphia*. Bei dieser sind $^3/_4$ aller Exemplare
Rechtshänder und $^1/_4$ Linkshänder. Wir sehen auf der rechten Seite
die große Knotenschere (Knackschere), auf der linken Seite eine kleinere
schlanke Schere (Zwickschere). Ich habe nun der Reihe nach die ganzen
Dekapoden durchgesucht und gefunden, daß es fast in allen Gruppen
derselben Gattungen gibt, welche normale Rechtshänder sind und bei
denen abnormalerweise Linkshänder auftreten. Daneben gibt es aber
wieder Familien, bei den normalerweise die Individuen alle Linkshänder
sind und Rechtshänder als Abnormitäten auftreten. Schließlich finden
sich Arten, wo 50 % Rechts- und 50 % Linkshänder sind wie der ge-
wöhnliche Hummer.

Bei den Fischen sind die merkwürdigen Plattfische, wie die Scholle, der Heilbutt, für uns von Interesse, die dadurch ausgezeichnet sind, daß die beiden Augen im Verlauf der Entwicklung eine Wanderung vornehmen, so daß das eine Auge schließlich auf die Dorsalseite des Tieres zu stehen gelangt. Die Jungfische haben noch eine ganz richtige Symmetrie in welcher auf jeder Körperseite sich ein Auge befindet. Auch hier hat man beobachtet, daß es gelegentlich Exemplare gibt, bei welchen das Auge nicht von jener Seite her wandert, wie es für die betreffende Art charakteristisch ist, sondern von der entgegengesetzten Seite, so daß wir also einen partiellen Situs inversus vor uns haben, wobei aber die Optikusfaserkreuzung nicht mit invertiert ist, sondern sich ganz normal verhält.

Nun was die Optikuskreuzung anlangt, so will ich darauf hinweisen, daß bei den Fischen dieselben Verschiedenheiten wieder auftreten, wie wir sie bei den Krebsen und Würmern kennen gelernt haben. Es gibt Formen, wo immer der rechte Optikus über den linken verläuft und umgekehrt; es gibt aber auch Formen, bei denen sich hierüber keine bestimmte Regel aufstellen läßt.

Situs inversus wurde ferner bei Eiern beschrieben und auch im Verlauf von Versuchen erhalten.

Bei den Säugetieren sind Assymmetrien sehr häufig; wir besitzen ja selbst assymmetrische Organe. Der Situs inversus hingegen ist bei Säugetieren außerordentlich selten. Viel häufiger ist die Erscheinung des partiellen Situs inversus im Falle der Linkshändigkeit, wo Individuen auftreten, welche die linke Hand stärker ausgebildet haben. Häufig wird behauptet, daß die normale Rechtshändigkeit etwas Angewohntes und Erlerntes sei. Jedoch ist demgegenüber hinzuweisen, daß auch die Gehirnhälften des Menschen assymmetrisch sind und das Sprachzentrum gleichfalls assymmetrisch gelagert ist, was alles nichts mit Erlernung zu tun hat. Sicher ist es, daß es angeborne Linkshänder gibt. Hiermit hätten wir die Kasuistik beendigt.

Die Schnecken sind experimentell untersucht worden. Man hat gefunden, daß es möglich ist durch Druck auf frühen Stadien die rechtsgewundenen Formen in linksgewundene umzuändern. Diese rechtsgewundenen Schnecken sind rechtsgewunden auch in bezug auf die

Teilung der Furchungszellen. Es handelt sich also um eine auf frühen Embryonalstadien eingetretene verkehrte Teilungsrichtung.

Die Verhältnisse bei den Serpuliden sind ebenfalls untersucht worden. Man hat gefunden, daß diese Erscheinung sich auch künstlich hervorrufen läßt. Entfernt man nämlich das funktionierende Operkulum, so entwickelt sich das anderseitige Operkulum zum funktionstüchtigen Organ, während an Stelle des ersteren ein rudimentäres Organ tritt.

Diese Umkehr der beiden Körperseiten findet ihr Gegenstück bei den Krustazeen. *Alpheus* ist ein Krebs, der normalerweise verschiedenscherig ist und zwar ist es nicht bestimmt, auf welcher Seite die größere sich normalerweise befindet, sondern die eine Hälfte der Tiere sind Links-, die andere Rechtshänder. Wird die große Schere abgeschnitten, so zeigt es sich, daß an ihre Stelle nicht allein die kleine phylogenetisch tieferstehende Schere tritt, sondern auch daß.die andere kleine Schere sich nun in eine große Schere umbildet. Es ist wahrscheinlich, daß auch die in einer großen Bevölkerung von Rechtshändern eventuell auftretenden Linkshänder auf gleiche Weise durch Regeneration entstanden sind. Diese Hypothese hat sich vollständig bestätigt. Alle Arten, die normalerweise Rechtshänder sind, scheinen keine geborenen Linkshänder zu umfassen.

Was die Plattfische anlangt, so liegen Versuche vor, in denen die Ausbildung der normalen Färbung durch Licht beeinflußt wurde. Diese Versuche haben gezeigt, daß es sich hier nicht um fixierte Verhältnisse handelt.

Was schließlich den Situs inversus bei Wirbeltieren anlangt, so hat es sich bei Hühnerembryonen gezeigt, daß bei Hühnereiern, die verschiedenen äußeren Faktoren, wie einseitiger Erwärmung unterworfen wurden, eine ziemlich hoher Prozentsatz von Situs inversus erzielt wurde. Ist der künstliche Situs inversus und wieweit sind die übrigen Mißbildungen vererblich?

Zusammenfassung:
Erbliche und nicht erbliche Gruppen.

Wenn wir uns mit der Frage nach der Erblichkeit von Monstruositäten beschäftigen, so wird es gut sein, wenn wir uns noch einmal sämtliche Gruppen der behandelten Monstra ins Gedächtnis zurückrufen, wobei wir sofort zeigen können, daß sich das von uns angewandte System gegenüber den bisherigen durch eine größere Übersichtlichkeit auszeichnet:

		α) Lokaler Körperteil		*β*) Organsystem		*γ*) Körperplan
		a) Zusammen-schluß	b) Menge	c) Rassen-charakter	d) Ge-schlechtsreife	e) Maß
I	Defecta	Fissur	Atrophie	Absenz	Neotenie	Nanismus
II	Excessa	Protuberanz (Tumor)	Pluralität	Hyperdosis	Progenese	Gigantismus
III	Aliena (»Hetero-sen«)	Heterophorie	Hetero-morphose	Heterogenese	Hermaphro-ditismus (Hetero-genitalismus)	Situs inversus (Heterotaxie)

Unsere Betrachtung wollen wir nach den folgenden drei Fragen ordnen: 1. kennen wir erbliche Monstruositäten, 2. kennen wir nichterbliche Monstra und 3. kennen wir eine Vererbung erworbener Monstruositäten.

Von den Fissuren sind keine erblichen Fälle bekannt. Man müßte höchstens die sog. »Narben« hinzurechnen, wie sie häufig gleichzeitig bei Mutter und Kind auftreten. Ob erworbene Narben sich vererben, darüber wissen wir nichts.

Bei den Atrophien sind viele erbliche Fälle bekannt; ich erinnere nur an die schwanzlosen Katzen. Was die Vererbbarkeit erworbener

Atrophien anlangt, so sind darüber Versuche an Amphibien angestellt worden, die aber negativ ausfielen. Ich selbst habe darüber bei *Sphodromantis* Untersuchungen gemacht. Sphodromantis regeneriert nämlich, wie alle Mantiden, im Falle, daß man ihm die Tarsen abschneidet, anstatt fünf Tarsalglieder nur deren vier. Solche mit viergliedrigen Tarsen versehene Tiere erzeugten immer nur fünfzehige Nachkommen, wie an 2300 Fällen festgestellt werden konnte.

Vereinzelt finden sich aber immer wieder und wieder Angaben, nach welchen der Verlust einer Extremität an den Eltern bei den Jungen wieder zu Vorschein kommen soll. Ein Fall, den ich selbst zu sehen Gelegenheit hatte, betraf ein Männchen einer Maus, dem ein Bein in Verlust geraten war, und es zeigte sich, daß sämtliche Jungen des nächsten Wurfes seines unverletzten Weibchens Defekte am Schwanz und an den Beinen aufwiesen. In derartigen Fällen scheint es sich immer um Tiere zu handeln, die kurz vor der Geburt der Jungen beschädigt wurden. Es ist aber in allen diesen Fällen fraglich, ob wir hier von Vererbung sprechen dürfen.

Was die dritte Gruppe der Defektbildungen, nämlich die Absenzen anlangt, so kennen wir hier sehr viel erbliche Fälle, wie z. B. den Albinismus, der ja durchaus erblich ist. Was die Nichterblichkeit anlangt, so kennen wir, wenn wir von den Verstümmelungen absehen, gar keine Fälle. Es entfällt hier also eigentlich die Frage, ob diese Eigenschaften erblich sind oder nicht, wohl aber muß die Frage aufgeworfen werden, wie diese Rassen eigentlich entstanden sind. Über die Entstehung des Albinismus wissen wir eigentlich nichts. Wohl aber sind uns umgekehrt Fälle bekannt, wo aus nichtpigmentierten Tieren pigmentierte entstanden sind, und die vermögen uns auch Andeutungen über die Entstehung nichtpigmentierter Rassen zu geben. Der Grottenolm ist normalerweise weiß. Wird der Grottenolm aber ins Licht gebracht, so nimmt er eine dunkle Farbe an. Auch die Jungen dieser im Licht dunkel gewordenen Olme nehmen, selbst wenn sie im Dunkeln gehalten werden, eine dunklere Färbung an; die Färbung ist also vererbt worden. Es ist daher wahrscheinlich, daß die weiße Farbe der Grottenolme durch die Abwesenheit des Lichtes bedingt worden ist, und daß sich diese weiße Farbe auf die Nachkommenschaft übertragen hat.

Ebenso kann die Neotenie erblich sein und aus experimentellen Untersuchungen geht hervor, daß auch die künstlich induzierte Neotenie erblich werden kann. Die Nachkommen eines neotenisch gemachten Weibchens von *Alytes* zeigen wieder die Neigung zur Neotenie.

Auch der Nanismus ist erblich, wie es dies die Zwergrassen der Haustiere zeigen. Wie dieser entstanden ist, wissen wir nicht. Man schreibt ihn häufig der Wirkung von Alkohol, der den Tieren zu dem Zwecke einer geringen Größenausbildung gegeben wird, zu. Dies ist jedoch sehr fraglich. Bei Schmetterlingen konnten tatsächlich durch bestimmte Nahrung und gewisse Feuchtigkeitsgrade kleine Exemplare aufgezogen werden, die sich auch als erblich erwiesen.

Wir haben nun die Exzeßbildungen zu besprechen. Hier sind zunächst Beobachtungen an *Paramaecium* zu erwähnen, wo durch Einwirkung eines klebrigen Stoffes die Tiere fädige Protuberanzen erhielten, welche sich bei der (ungeschlechtlichen!) Fortpflanzung auch auf die Nachkommen übertrugen.

Was die Pluralität anbetrifft, so ist hier die Erblichkeit bei den Schleierschwänzen bekannt. Tornier hat hier an mehrbeinig gemachten Tritonen Vererbungsversuche angestellt, aber mit negativem Erfolg.

Von der Hyperdosis ist eine große Anzahl erblicher Fälle bekannt (z. B. die sog. Pudelmenschen). Nichterbliche Fälle kennen wir nicht. Auch künstlich hervorgerufene Fälle haben sich als erblich erwiesen, wie die Lazertennigrinos, die durch hohe Temperatur und intensives Licht eine dunkle Färbung erhielten.

Bei der Progenese sind erbliche Fälle z. B. bei Insekten bekannt, die in einem zu frühen Stadium geschlechtsreif werden. Hierher sind auch die an *Salamandra atra* angestellten Versuche zu rechnen, wo die Nachkommen der durch künstliche Entfernung aus dem weiblichen Uterus geborenen Jungen selbst wieder mit Kiemen versehene, nicht vollständig verwandelte Jungen ablegen.

Der Gigantismus ist gleichfalls erblich. Auch die durch bestimmte Versuchsbedingungen, wie bestimmte Nahrung erzeugten Riesenformen von Schmetterlingen haben sich als erblich erwiesen. Von der Heterophorie und Heteromorphose sind keine erblichen Fälle bekannt.

Hingegen zeigen die Fälle von Heterogenese eine außerordentlich große Erblichkeit. Hierher gehören ja auch die Mutationen. Hier sind ferner auch die physiologischen Monstruositäten zu betrachten. Dazu gehören vor allem die Fälle von, nach Durchschneidung des Nervus ischiadicus bei Meerschweinchen, auftretender Epilepsie. Diese Epilepsie sollte sich nach den ersten Angaben auf die jungen Tiere übertragen. Diese Angabe wurde vielfach in Zweifel gezogen und viele Nachprüfer konnten dieses Ergebnis nicht erzielen. Auch eine in letzter Zeit erschienene Arbeit verhält sich ablehnend gegenüber der Vererbung derartig künstlich bewirkter Epilepsien. Merkwürdigerweise fand aber deren Verfasser, daß die Nachkommen von stark epileptischen Tieren viel leichter durch operative Eingriffe epileptisch gemacht werden konnten, als die Jungen normaler Individuen.

Der Hermaphroditismus ist, insoweit er nicht fortpflanzungsfähig ist, nicht erblich. Wir können aber trotzdem einen erblichen Hermaphroditismus nicht ganz in Abrede stellen. Vielleicht könnte hier die Fortsetzung der Untersuchungen an *Criodrilus*, einem hermaphroditischen Wurme, der die Geschlechtsorgane auch an ursprünglich nichtgeschlechtlichen Somiten zu regenerieren vermochte, uns irgend welche Aufschlüsse geben. Merkwürdig sind auch die Versuche der Kreuzung zwischen europäischem und japanischem Schwammspinner. Hier ist gezeigt worden, daß die weiblichen Nachkommen Färbungen aufweisen, wie sie die Männchen der normalen Tiere besitzen; die Fortsetzung der Versuche durch Goldschmidt ergab oftmals Hermaphroditismus in den weiteren Kreuzungsgenerationen.

Vom Situs inversus sind keinerlei erbliche Fälle bis jetzt bekannt geworden. Auch die Schereninversionen bei Krebsen sind nicht erblich und die Untersuchung der paläontologischen Reste hat ergeben, daß die jetzt lebenden rechthändigen Krebse schon in den damaligen Zeiten rechtshändig waren und das Umgekehrte gilt für die linkshändigen Krebse.

Ich möchte nun in aller Kürze die Ursachen der Monstruositäten in bezug auf die Möglichkeit ihrer Vererbung erörtern; wobei uns wieder unsere obenerwähnte Gruppierung sehr zustatten kommen wird. Was zunächst die Fälle anlangt, die in die erste Vertikalkolonne unserer Tabelle zu stehen kommen, die also durch eine Störung in der Embryonalentwicklung, welche einen normalen Zusammenschluß der Teile verhinderte, hervorgerufen wurde, so wissen wir über eine Vererbung derselben nichts. In der zweiten Gruppe sehen wir, daß es Rassen gibt, die erblich sind, jedoch können wir nicht nachweisen, daß diese zurückzuführen sind auf die uns bekannte Entstehung derartiger Monstra durch Verletzung und Regeneration. In allen Fällen, wo nachweislich Regeneration vorliegt, zeigt sich keine Erblichkeit des Regenerates als solches. — Im allgemeinen können wir sagen, daß die formale Genese der uns in ihrer Entstehungsgeschichte zugänglichen Monstra der zweiten Vertikalreihe auf Regeneration zurückzuführen ist, jedoch können wir nicht sagen, daß diese Genese für die Entstehung der Rassen in der Natur maßgebend gewesen ist.

Die dritte Vertikalreihe zeigt eine sehr verbreitete Erblichkeit. Hier sind wir auch in der Lage, sicher anzugeben, daß es äußere Faktoren sind, welche ursprünglich die Veränderung der Rasse hervorgerufen haben.

Von der vierten Vertikalreihe können wir sagen, daß es sich bei derselben um sog. innere Sekretionen handelt, indem die normalerweise, in bestimmten Zeiten zur Ausbildung gelangten Sekrete im Laufe der Entwicklung nicht zur normalen Ausbildung gelangen. In einigen Fällen handelt es sich um Kastration (parasitäre Kastratisen).

In der letzten, fünften Vertikalreihe endlich handelt es sich nicht um die Veränderung der Proportionalität der Organe und Organteile gegeneinander, sondern um eine Änderung im Gesamtplane des Tieres.

Hier kommen bei den Wirbeltieren namentlich Einflüsse seitens der Thymusdrüse als Ursache in Betracht; nur der Situs inversus verdankt wahrscheinlich gewissen Druckwirkungen seine Entstehung, aber über das Wesen ihrer Einwirkung wissen wir nichts Genaueres. Von einer Vererbung des Situs inversus ist nichts bekannt.

In allen jenen Fällen, in denen es sich um eine rein mechanisch bewirkte Veränderung des Körpers und um die sich unmittelbar daraus ergebenden Folgen, wie Bildung eines oder mehrerer Regenerate handelt, finden wir, daß keine Vererbung stattfindet. In jenen Fällen aber, die wir auf Einwirkung von äußeren Faktoren zurückführen, welche den Chemismus des Körpers verändern, finden wir, daß eine Vererbung möglich ist. Unklar sind nur jene Fälle, wo bei einer Verletzung eine Vererbung vorkommt. Da ist es möglich, daß wir es mit einer indirekten Wirkung zu tun haben. Es ist aber auch folgende Hypothese möglich: wird der Körper während der Zeit der Reifung der Geschlechtsdrüsen verstümmelt, so werden jetzt sämtliche verfügbaren Stoffe nach der Verletzungsstelle wandern und der Geschlechtsdrüse wird nun das entzogen, was sie zur vollständigen Entwicklung der Keimprodukte benötigt. Dieses verarmte Keimprodukt wird nun gewisse Teile nicht zur Ausbildung bringen können, wenn in diesem Stadium eine Abtrennung von Geschlechtsprodukten stattfindet. Läßt man aber eine bestimmte Zeit verstreichen, so daß also der Körper imstande ist, jene notwendigen Produkte zu regenerieren, so wird die Keimdrüse wieder angereichert und am Keimprodukte kann keine Vererbung der Verletzung der Keimdrüse stattfinden.

Wir sollten nun noch fragen: Wie kommt überhaupt eine Vererbung zustande; damit treten wir aber über den Rahmen der eigentlichen Mißbildungslehre hinaus, dies ist vielmehr eine Frage, welche die Teratologie an die allgemeine Biologie zu stellen hat.

Systematische Tabelle der Monstrositäten.

Mißbildung betrifft:	α) Lokale Körperteile		β) Verbreitete Körpersysteme		γ) Körperplan
und zwar ist gestört:	a) Zusammenschluß	b) Anzahl od Menge	c) Rassencharakter	d) Geschlechtsreife	e) Maß
In der formale Genese:	Embryonal-verschiebung	Regeneratonsvorgänge	Keimesvariation	Korrelationsstörung	Änderung d. Wachs-tumsgeschw.
Regel kausale Genese:	Druck	Verletzung	Äußere Faktoren (?)	Innere Sekretion geschl. Natur	Innere Sekretion nicht geschl. Natur
Vorgeschlagener Name:	*Dysphorie*	*Dysrhythmie*	*Dyshalmie*	*Dysgenese*	*Dysmetrie*
I. Defekte Beispiel erblicher	Fissur Narben	Atrophie Schwanzlosigkeit	Absenz Albinismus	Neotenie ›Axolotl‹form	Nanismus Zwergsäugerrassen
„ nichterblicher	Hasenscharte	4 an Stelle von 5 Tarsengliedern	o	o	Unfall-Zwerg
„ erblicher aus erworbenen Eig.	o	Säuger: Beinverlust?	Höhlenfärbung	Alytes aus Wasser-eiern	Hyla; Lepidoptera
II. Exzesse Beispiel erblicher	Protuberanz Kopfhernie (polnisches Huhn)	Pluralität Schleierschwanz (Goldfisch)	Hyperdosis Hypertrichosis (Pudelmensch)	Progenese Geschlechtsreife Mückenlarven	Gigantismus Riesensäugerrassen (Kaninchen)
„ nicht erblicher	Auswüchse bei Tritonen	Mehrbeinige Tritonen	o	Geflügelte Raupe	Akromegalie
„ erblicher aus erworbenen Eig.	o Gehörnte Paramaecien jedoch nur ungeschl. Fortpfl.	Ciona intestinalis var. macrosiphonica?	Lazertennigrino	Wassergeborne Sal. atra	Lepidoptera
III. Aliene (›Heterosen‹) Beispiel erblicher	Heterophorie Schwanzknicken (Mäuse)	Heteromorphose Kieferfuß mit Epipodit (Hippolyte)?	Heterogenesis Xantorrhismus	Heterogenitalismus (∓ Hermaphroditism.) Kreuzung v. Ocneria dispar und japonica	Heterotaxie (= Situs inversus) Gehirnasymmetrie (Linkshändigkeit?)
„ nicht erblicher	Omphalocephalie	Fühlerfuß	o	Warmblüter-hermaphroditen	Linksgewundene Schnecke
„ erblicher aus erworbener Eig.	o	?	Salamandra, Lepidoptera	Geschlechtsneigung der Bonellia?	Asymmetrie der Einsiedler?

Literaturhinweis.

Literaturangaben und Literaturverzeichnisse über teratologische Phä-
nomene finden sich in den folgenden größeren Werken:

Bateson, W., Materials for the Study of Variation, London, Macmillan,
    1894.
Dareste, C., Recherches sur la Production artificielle de Monstruosités
    ou Essais de Tératogenie expérimentale, Paris, Reinwald, 1899.
Förster, A., Die Mißbildungen des Menschen, Jena, Mauke, 1861.
Przibram, H., Experimentalzoologie, 5 Bände, Leipzig und Wien, F. Deu-
    ticke, 1907—1914.
Rabaud, E., La Tératogenèse (Encyclopédie scientifique), Paris, O. Doin
    et fils, 1914.
Schwalbe, E., Die Morphologie der Mißbildungen des Menschen und der
    Tiere. Jena, G. Fischer, 1906—1914.
Taruffi, C., Storia della Teratologia, Bologna, 1881—1894.

Die wichtigsten Zeitschriften, welche Originalabhandlungen zur kausalen und experimentellen Teratogenese bringen, sind:

Archiv für Entwicklungsmechanik.
Journal of Experimental Zoology.

Fortlaufende Literaturreferate:
Neapler Jahresberichte.
Schwalbes Jahresberichte.

Druck von Breitkopf & Härtel in Leipzig.